Heilungsmethoden
mit Hilfe
des Bewusstseins

Nach der Lehre von Grigori Grabovoi

„Allgemeine Rettung und harmonische Entwicklung"

Svetlana Smirnova

und

Sergey Jelezky

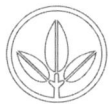

SVET-Zentrum, Hamburg

RARE WARE Medienverlag

www.rare-ware.info

2. Auflage

Deutsche Erstausgabe, Mai 2010

© 2010 der deutschsprachigen Ausgabe

SVET-Zentrum, Hamburg
Svetlana Smirnova

www.svet-centre.eu

Umschlaggestaltung: Sergey Jelezky
www.jelezky.com

Deutsche Bearbeitung: Alexander Teetz
www.lifeangel.de

ISBN_13: 978-3-9811098-3-2

Wir danken besonders

Grigorij Grabovoi

für die Ermöglichung dieses Buches.

Gleichzeitig bedanken wir uns

bei unseren weiteren Lehrern
Nadeshda und Vadim Koroljova,
Igor Arepjev und Arcady Petrov

für ihr umfangreiches Wissen,
welches in dieses Buch eingeflossen ist.

Svetlana und Sergey

im Frühjahr 2010

Inhalt

0. Vorwort

Liebe Leser,

wir alle leben in einer außergewöhnlichen Zeit – der Zeit des Wechsels von alten Werten, hin zur Entstehung von neuem Wissen. Dabei beobachten wir die sich rasant entwickelnden Forschungen über Mensch und Umwelt. Von modernen Wissenschaftlern wurden eine Menge neuer Entdeckungen gemacht und viele revolutionäre - und alternative - Theorien vorgestellt.

Es scheint, dass die moderne Wissenschaft die Menschheit buchstäblich gegen alles - neue Viren und Bakterien, Stress und psychische „Nervenzusammenbrüche", ökologische und technologische Katastrophen - versichern kann. Aber: je weiter die modernen Wissenschaften in ihrer Erkenntnis kommen, desto offensichtlicher wird, dass auch der Raum des Unbekannten grenzenlos ist! Wer kann uns helfen, Antworten auf eine Menge von Fragen die mit unserem alltäglichen Leben - auf der Suche nach dem Sinn des Lebens - oder mit Hoffnung auf Heilung verbunden sind, zu finden?

Die Lehre, über die wir hier schreiben, ist dem Einen ansatzweise aus verschiedenen Schriften bekannt, ein Anderer hört jetzt das erste Mal von ihr. Als 1992 in Russland an mehreren Instituten begonnen wurde, über die allgemeine Rettung und weitere harmonische Entwicklung (der wahrnehmbaren Realität) der Welt zu forschen, entstand dieses Wissen, das sich seitdem ständig weiter entwickelt hat und stetig neue Ergebnisse aufweist. Inzwischen sprechen Menschen verschiedener Religionen, in verschiedenen Sprachen auf der ganzen Welt von diesen Ergebnissen.

Diese Lehre geht davon aus, dass die Schöpfung (Gott) in beliebigem Glauben und in beliebiger Kultur überall einheitlich existiert. Es ist keine neue Religion, sondern das Wissen um die Schöpfung selbst, das von vvoi wiederentdeckt und bekannt gemacht wird. Grabowoi spricht darüber, dass die Welt (die äußere Realität) und der beseelte Mensch (die innere Realität) informative Strukturen sind: „Wenn wir die Welt betrachten, den Menschen in dieser Welt und wie sich der Mensch in dieser Welt entwickelt, so sehen wir, dass alles sich Verändernde vom Menschen ausgeht. Das heißt, die Welt, die äußere Realität, wird vom Menschen durch seine bewusste oder unbewusste, innere Realität, entwickelt.

Grigorij Grabovoi hat 3 Werke über seine Erkenntnisse geschrieben, in denen auch die Wege zur Wiederherstellung und Regeneration von Organen, sowie die Heilung von scheinbar unheilbaren Krankheiten, einschließlich solcher wie AIDS und Krebs, beschrieben sind. Seine Methodik wird seit vielen Jahren in mehreren Ländern praktisch angewendet. Viele außergewöhnliche Heilungserfolge wurden dokumentiert und notariell beglaubigt. Grigorij Grabovoi hat in der medizinischen Praxis bewiesen, dass es keine unheilbaren Krankheiten gibt und dass jede Krankheit, auch Krebs und AIDS im so genannten Endstadium, geheilt werden kann.

Viele seiner Schüler, auch wir - Svetlana Smirnova und Sergey Jelezky - konnten inzwischen durch Anwendung dieser Methoden zur Wiederherstellung von Gesundheit und zur Harmonisierung von Ereignissen, in und um den Menschen, gleiche oder ähnliche Ergebnisse erzielen. Dabei möchten wir darauf hinweisen, das letztendlich jeder seine eigene, für sich (oder andere) wirksame, Methode (n) aus dem Gesamtangebot der vorgestellten Methoden herausfinden kann, um erfolgreich zu sein.

Wir vom SVET-Zentrum wünschen Ihnen beste Gesundheit und große Erfolge bei allen Ihren Vorhaben! Erinnern Sie sich daran, dass alle Fäden Ihres Lebens in Ihren - und nur in Ihren - Händen liegen. Der Baum des Lebens, der in Ihrem Bewusstsein existiert, hat innere und äußere Beziehungen zur Realität. Im Organismus sind es die Beziehungen des Gehirns zu und mit jedem Organ, der Erhalt des lebenswichtigen Gleichgewichts mit jeder Zelle und - was noch wichtiger ist - mit der Umwelt.

Tun Sie Gutes - für sich selbst und für Ihre Umgebung. Denken Sie positiv und alles wird gut und harmonisch bei Ihnen sein. Ihre Probleme werden sich lösen, Schwierigkeiten werden sich in Nichts auflösen und Ihr verjüngter und geheilter Organismus wird zum Unterstützer Ihres Geistes für viele, viele Jahre werden.

Herzlichst, Ihre
Svetlana Smirnova und Sergey Jelezky

SVET-Zentrum, Hamburg

1.

„Mensch!

Du bist die Welt. Du bist die Ewigkeit.

Du hast unermessliche Kräfte.

Deine Möglichkeiten sind grenzenlos.

Du bist die Verkörperung des Schöpfers.

In Dir ist Sein Wille,

durch seine Bestimmung veränderst Du die Welt.

In Dir ist Seine Liebe,

Liebe alles Lebendige wie Er, der dich erschaffen hat.

Verbittere Dein Herz nicht, Denke gut, mach Gutes.

Das Gute wird mit Langlebigkeit zurückkehren.

Die Liebe wird Unsterblichkeit schenken,

der Glaube und die Hoffnung, Klugheit.

Mit dem Glauben und der Liebe

werden Deine unsichtbaren Kräfte aufleben.

Und Du wirst das erlangen, wovon du träumst

Unsterblichkeit, das ist das Gesicht des Lebens.

Genau so, wie das Leben, das ist Die Spur der Ewigkeit.

Erschaffe, um in der Ewigkeit zu leben.

Lebe, um die Ewigkeit zu erschaffen."

Grigorij Grabovoi

2. Wie ist es möglich, den Menschen und die erkennbare Welt neu herzustellen?

In seinem Buch „Angewandte Strukturen der Ebene der schaffenden Informationen", beschreibt Grigorij Grabowoj, wie der Mensch aufgebaut (erschaffen) ist. In diesem Buch wird beschrieben, dass der Mensch durch seine geistigen Strukturen in direkter Beziehung und Wechselwirkung zur gesamten Welt (äußere Realität) steht. Im Verständnis dieser geistigen Beziehungen und Strukturen kommt man zur Erkenntnis, dass jeder Mensch direkt und untrennbar mit der ganzen Welt verbunden ist, und durch sein Denken, Fühlen und Handeln, als Ursache eine Wirkung (Veränderung) in dieser hervorruft. Ebenso führt eine Veränderung in der äußeren Realität zu einer Veränderung der inneren Realität, beim Menschen. Grabovoi nennt folgende Ausgangskriterien:

Erstens: die ganze Welt hat eine informative Struktur.

Zweitens: der Mensch ist eine Lichtstruktur,
die Informationen in sich birgt.

Drittens: im Menschen gibt es 3 göttliche Strukturen
die Seele
den Geist
das Bewusstsein

Diese Triade baut sowohl den Menschen als auch die Welt insgesamt, auf. Der Mensch kann demnach vor allem auf der so

9

genannten informativen Ebene wieder hergestellt werden, auf der seine Ur-Matrix nach dem perfekten Plan der Schöpfung existiert. Wieso aber ist es wichtig, dass der Mensch lernt, sich wieder herzustellen?

Wenn der Mensch sich selbst wieder herstellt, das heißt sich in innere Harmonie und in die göttliche Norm bringt, so stellt er gleichzeitig auch seine Umwelt (wieder) her und bringt diese in Harmonie mit sich selbst. Wenn die Umwelt wieder hergestellt, das heißt in Harmonie und göttliche Norm gebracht wird, so wird auch der sie verursachende Mensch wieder in die Harmonie und Norm gebracht. Der Mensch hat somit die einzigartige Möglichkeit, mit Hilfe seines Bewusstseins die Welt zu verändern und eine beliebige negative (außer Norm geratene) Information der inneren oder äußeren Realität in eine positive (normgerechte) umzuwandeln.

Nach den vorliegenden Erkenntnissen ist die Welt auf folgende Weise aufgebaut:

Die Seele erschafft Licht und Informationen, der Geist verlegt diese Informationen aus der Seele in das Bewusstsein, das Bewusstsein übernimmt die Information und realisiert sie in Form von Objekten (Materie), die wir um uns herum als Form wahrnehmen. Indem der Mensch die Informationen verändert, verändert er die Welt - und sich selbst.

Die Welt hängt direkt vom Bewusstsein des Menschen ab. Um die Welt zu verändern, reicht bereits der Wunsch des Menschen nach Selbsterkenntnis. Sich selbst erkennend, findet der Mensch zur Schöpfung, zu Gott. Nur im Zuge der Selbstfindung kann der Mensch mit Gott und der Schöpfung direkt kommunizieren.

Der eine sucht Gott im Tibet, einer in Indien, ein anderer im Kosmos und so weiter. Aber Gott befindet sich in jedem Menschen und in dessen Seele. Die Seele ist Teil der Schöpfung, Teil Gottes, und durch Geist und Bewusstsein wird alles Beseelte in der erlebbaren Welt manifestiert.

Indem sich der Mensch geistig entwickelt, findet er zu Gott und erkennt die Schöpfung in Allem, was ist. So bekommt der Mensch grenzenlose Schöpferkraft und Möglichkeiten. Grigorij Grabovoi sagt, dass grundsätzlich jeder Mensch dieses Wissen verwenden und bei dessen Anwendung diese Ergebnisse erzielen kann.

Eine Regeneration „verlorener" Organe ist möglich, weil die Information über das gesunde Organ für immer in einem informativen Feld gespeichert bleibt. Der physische menschliche Körper ist eine manifestierte Struktur, die sich aus einer, durch die Schöpfung vorbestimmte, Informationsstruktur einer Ur-Matrix entwickelt. Wir sprechen auch davon, dass wir „Kinder" oder „das Abbild" Gottes sind.

In der Seele des Menschen gibt es dabei einen Punkt der Archivierung, in dem alle Informationen über seine Individualität bewahrt bleiben. Mit diesem Wissen um den Punkt der Archivierung arbeitend, kann grundsätzlich jeder Mensch wieder erneuert werden. Um den Prozess der Wiederherstellung in Gang zu setzen, braucht es lediglich den Impuls des Lichtes aus der Seele des Menschen. Um diesen Impuls aus der Seele zu geben, reicht auch hier bereits der Wunsch des Menschen, sich oder anderen Menschen zu helfen. Ein sichtbarer Erfolg ist aber an eine wichtige Bedingung geknüpft, den Glauben an die Schöpfung.

Um ein verloren gegangenes Organ wieder herstellen zu können, ist der Glaube an einen in jedem und allem vorhandenen Gott und an uns, als seine Schöpfung, nötig. Wenn der Mensch dies nicht glaubt, ist alle Mühe vergeblich. Die Welt ist Gott und Gott ist die Welt! Alles, was wir um uns herum wahrnehmen - einschließlich uns selbst - ist Ausdruck Gottes und seiner Schöpfung. Wenn der Mensch beginnt das anzuerkennen, ist er in der Lage, über seine Seele auf seine Gesundheit und die Ereignisse in seinem Leben schöpferisch Einfluss zu nehmen!

3. Die Seele - der Geist - das Bewusstsein

Die Seele:

Die Seele ist die Ebene der Wechselwirkungen mit dem Schöpfer. Auf dieser Ebene kommen die Welten vor, die Innere und die Äußere, die Endliche und die Himmlische. Jeder Stern am Himmel ist eine Seele. Sie ist unerschütterlich wie die Weltstruktur, die alles organisiert. Von ihr geht der Geist wie eine Handlung der Seele aus und das Maß ihrer Bewegung in unserem Raum, sind Zeit und Raum. Diese erfährt eine Reflexion im Bewusstsein. Das Bewusstsein ist wie die Planeten: sie leuchten nicht, spiegeln aber das Licht wider.

Jeder Mensch hat eine Seele, das heißt einen Teil der Ewigkeit, in sich: die gerettete, friedvolle und liebevolle Welt. Den Status seiner Seele betrachtet man als ursprünglich, das heißt, vom Schöpfer kommend. Was bedeutet das: „ein Mensch sein"? Es bedeutet, zu streben und dem Wesen nach ähnlich seinem Schöpfer zu sein. Das heißt: dem Ideal entsprechen. Zu erschaffen, wie der Schöpfer erschafft. Weise sein, wie er. Lieben, wie er.

„Die Seele schafft durch das Bewusstsein
die Form der Existenz." (G.G.)

Alles, was eine Form hat und ursprünglich existiert, ist durch die Struktur der Seele erschaffen worden: Sterne, Planeten, Leben. Alles ist von uns und mit Hilfe der Reflexion durch Bewusstsein erschaffen worden und tritt als ein Spiegel der Seele auf. Die Seele ist das Prinzip, das Bewusstsein ist die Struktur, und der Schöpfer liefert die Grundlage für alles. Er hat diese Prinzipien, diese Struktur und alles was aus ihr folgt, geschaffen. Aus dem Prinzip, das er geschaffen hat, also aus der Seele, entwickelt sich alles in uns, auf der Erde und im Universum. Wenn wir diese Prinzipien verstehen, werden wir auch die Struktur verstehen und dann werden sie nur Nutzen bringen.

Durch die Vereinbarung der primären Information, die aus der Seele übergeben wird, mit ihrer Reflexion auf die äußerliche, „sekundäre" Welt, die aufgrund des Bewusstseins vervielfältigt wird, erfolgt die Präzisierung der Organisation der Evolution durch die Wechselwirkung des individuellen Subjektes mit den Objekten. Eben dort, wo die Berührung der inneren Welt und der äußeren Welt geschieht, entstehen Kenntnisse, die in Verständnis übergehen. Wenn das Bewusstsein begreift, wird die Information auf die Ebene des Geistes projiziert und in ein reales Bild umgewandelt.

So entsteht die Realität hinter der subjektiven Realität. Die Seele, die das reale Wissen durch den Geist verbreitet, dehnt das Bewusstsein aus. Das Bewusstsein - auf dem Weg des Geistes - reagiert, begreift, realisiert und dehnt sich aus, um die Struktur der Welt zu bauen und zu erschaffen.

Der Geist:

Der Geist ist eine Handlungsform der Seele und der Geist ist ein Energievorrat zur Bildung der Realität. Bei der Konzentration des Geistes auf die Gestalt des Objektes verwirklicht sich die Erscheinungsform der Elemente des physischen Körpers Gottes in der Realität, sowohl der Makro-Realität (äußere) als auch der Mikro-Realität (innere). Der Geist des physischen Plans ist das, was ihm Wachstum gibt und ihn begrenzt. Mit Hilfe des Geistes können sich die Zellen teilen, und in seiner Abwesenheit können sie sich nur zersetzen. Der Geist ist das Leben. Leben gibt es in jedem Objekt und Lebewesen. Der Geist ist überall und in allem. Er ist keine kleine Wolke, wie manche Menschen sich das gewöhnlich vorstellen. Es ist Energie, die eine Organisation und eine Struktur hat.

Wir stellen den Fernseher an und der Bildschirm leuchtet. Übertragen wir diese Analogie auf den Menschen, ist der Bildschirm das Bewusstsein. Aber nur als Analogie, weil das Bewusstsein des Menschen unermesslich höher und komplizierter ist: es ist das Prinzip der Projektion der Idee des Universums in der Unendlichkeit. Und der Geist ist das, was den Bildschirm funktionieren lässt, ihm die Möglichkeit bietet, seine Arbeit auszuführen!

Der Geist ist die Verbindung des nicht sichtbaren in der Seele, mit dem sichtbaren des Bewusstseins. Der Geist ist die Kraft und der Geist ist wie die Ströme der Neutrinos (neutrale Elementarteilchen), für die es keine Hindernisse gibt und die alles ringsumher durchdringen.

Weder die Masse der Erde noch künstliche Barrieren können den Geist aufhalten. Er ist allgegenwärtig, alles durchdringend und nichts beschädigend. Er ermöglicht allem, zu erscheinen, zu existieren.

„Der Geist weht, wo er will."
(aus der Bibel)

Das Bewusstsein:

Das Bewusstsein ist die allgemeine Fähigkeit, Informationen zu bearbeiten und auf sie zu reagieren. Aber das Bewusstsein hat verschiedene Zustände: schlafend, wach, erweitert. Sogar das erweiterte Bewusstsein ist eine gemessene Welt einer Summe bzw. einer Menge der Dimensionen. Und es gibt das wahrhafte Bewusstsein. Auf allen Ebenen gibt es eigene Besonderheiten.

Das gewöhnliche Bewusstsein nimmt die Realität als das wahr, was historisch gespiegelt und gespeichert ist und so in unserem Bewusstsein existiert. In diesem Fall ist die Vorstellung über die Welt die uns umgibt ein Durchschnittswert jener Vorstellungen über die Welt derer, die in ihr leben. Man könnte behaupten, es sind Parabeln über uns alle.

Das erweiterte Bewusstsein entsteht, wenn die Welt in den Wechselbeziehungen zwischen sichtbarer und unsichtbarer Welt wahrgenommen wird. Es ist in der Lage, sowohl die Prozesse der sichtbaren, als auch der nicht sichtbaren, Welt wahrzunehmen. Es ist fähig, Prozesse der Mikro- und der Makro- Ebene gleichzeitig und in den gleichen Abstufungen, zu steuern.

Das wahrhafte Bewusstsein spiegelt die ganze Struktur der Welt wieder und durch das wahrhafte Bewusstsein kann man ein beliebiges Element der Realität darstellen.

Wozu braucht man das erweiterte Bewusstsein? Um zu wissen und um zu sehen. Gemeint ist das „geistige Sehen". Menschen mit unentwickeltem, gewöhnlichem Bewusstsein nehmen die Welt anders wahr, so als ob sie blind in der Nacht herumlaufen würden. Sie fallen, stehen auf und fallen wieder, dabei brechen sie sich Stirn und Nase. Sind sie frei oder ist es nur eine Illusion der Freiheit?

„Du musst wissen, wohin du gehst. Du musst den Weg kennen – das ist Freiheit."

Das Bewusst-Sein ist in erster Linie das Begreifen seiner selbst als eigene Persönlichkeit. Wenn der Mensch die Ebene echter Wahrheit erreicht, bekommt er die Möglichkeit, durch seine psycho-physischen und mentalen Fähigkeiten auch den Lauf der physischen Prozesse zu ändern. Weil alle Prozesse der Welt mit dem globalen Faktor des Menschen verbunden sind.

Das heißt, die Quelle ist der Mensch selbst. Den Impuls zu empfangen, ihn zu bearbeiten und den Impuls zu geben, in der Materie etwas zu schaffen oder irgendetwas zu ändern: das sind alles Funktionen des Bewusstseins und seiner allgemeinen Fähigkeiten! Information erhalten – bearbeiten - auf sie reagieren. Auf der

Ebene des Gedankenimpulses können die Seele, der Geist und das Bewusstsein jedes beliebige Problem lösen – manchmal sogar augenblicklich!

Die Technologien des Bewusstseins sind in den Arbeiten von Dr. Grigorij Grabovoi aufgezeichnet. Die hier vorliegende Arbeit stützt sich auf die Ergebnisse, die von diesem hervorragenden Gelehrten, Hellseher und Heiler erreicht wurden. Das Bewusstsein ist eine verallgemeinerte Reaktion des Subjektes auf die informative Umgebung. Es entsteht also nur dort, wo Information - äußerlich und/ oder innerlich - ist. Deshalb hat, nach allgemeinem Verständnis, das Bewusstsein eine Struktur, die die geistige (immaterielle) und die physische (materielle) Realität vereinigt.

Die Fähigkeit, über Seele und Geist mit dem Bewusstsein zu arbeiten, kann zu radikalen Veränderungen, sowohl des Subjekts, als auch des Objektes führen. Dann bestimmt nicht mehr die (Um-) Welt die Struktur des Menschen, sondern der Mensch die Struktur der Welt. Genau das geschieht, wenn Menschen mit Leiden zu uns kommen: wir korrigieren die subjektive Situation eines konkreten Menschen in der Welt, weil alles in der Welt auf Basis des Bewusstseins aufgebaut ist. Denn das Bewusstsein kann mit Hilfe der Seele und des Geistes ein beliebiges Element der Realität beeinflussen.

4. „Geistige" Heilung von Kinderkrankheiten

In Zukunft wird sich die medizinische Praxis ändern: von einer bevorzugt physischen Behandlungsweise des Körpers, hin zu den Methoden geistiger und mentaler Heilung. Und speziell zu den Menschen, die die Harmonie zwischen der Seele und dem Bewusstsein wiederherstellen – oder eine Disharmonie von vorne herein verhindern helfen. Diese Methoden werden langfristig auch die Gründe von Erkrankungen beseitigen.

Im Zeitalter technokratischer Technologien ist der Mensch an einen Punkt gekommen, an dem er sich selbst und die ganze Menschheit zerstören könnte. Beispiele dafür gibt es reichlich. Die Menschen erkranken häufiger an onkologischen Leiden (Krebserkrankungen), als an der Grippe und täglich scheiden hunderttausende Kinder aus dem Leben, weil es keine Medikamente gibt, die sie von den schwersten Erkrankungen heilen könnten. Der Mensch fängt an, sich immer häufiger an Gott zu wenden. Warum?

Der Mensch erbittet Hilfe, Gesundheit, Glück, Erfolg und manches anderes. Der Mensch bittet seinen Schöpfer um das, was der ihm schon ursprünglich – vollkommen - und allen identisch, gegeben hat. Nur Wenige bitten Gott darum, ihnen das Wissen darüber zu geben, wer sie, wer wir sind. Wir: die Menschen! Über welche Möglichkeiten wir verfügen und wie wir diese Möglichkeiten, die uns vom Schöpfer ursprünglich gegeben wurden, einsetzen können und sollten – um uns selbst zu helfen und auch, um es anderen beizubringen. Wir vom SVET-Zentrum bieten konkrete Technologien an, die einfach funktionieren, sofern der Mensch an Gott, an sich und seine göttliche Herkunft glaubt. Lassen Sie uns die Situation an einem Beispiel, der Kinderkrankheit Scharlach, betrachten.

In der Regel sind es Kinder im Alter von 3-8 Jahren, die krank werden. Das ist jenes Alter, in dem das Kind die Welt geradeaus und durch die Seele wahrnimmt. Seine Seele diagnostiziert die Ereignisse 14 Tage im Voraus. Wenn man die Zeit vom Moment der Erkrankung bis zur Genesung beobachtet, kann man verstehen, dass das Kind die zukünftigen negativen Ereignisse sieht, die in seinem Umfeld, zum Beispiel bei seinen Verwandten, geschehen können und es beginnt, sie durch Krankheit zu verarbeiten. Das Kind verarbeitet die zukünftigen Ereignisse und die Beziehungen zwischen den Eltern und den nächsten Verwandten. Es versucht so (unbewusst), deren Aufmerksamkeit auf diese zukünftigen Ereignisse zu lenken, um daraus Verständnis für diese Situation zu schaffen.

Aber, um das Kind zu verstehen, muss man erst den Weg der erweiterten geistigen Entwicklung gehen, den „Weg der Erkenntnis". Die Eltern haben natürlich noch keine Ahnung, warum ihr Kind krank geworden ist. Die Standardmedizin sagt, dass die Krankheit auf infektiösem Weg übertragen wird. Dort wird angenommen, dass das Kind durch Kontakt mit einer erkrankten Person „angesteckt" wurde. Das ist nicht ganz richtig!

Je kleiner das Kind, desto größer ist die Wahrscheinlichkeit der Erkrankung. Kinder (Menschen) kommen mit der Aufgabe zur Welt, die Welt zu verbessern und Negatives zu transformieren, zu reinigen, Liebevolles und Schöpferisches zu erschaffen. Man glaubt, dass bei den Kindern die Immunität noch schwach entwickelt ist. Wir meinen, das ist nicht so! Bei ihnen ist die Struktur des Bewusstseins noch sehr gering. Das Kind handelt direkt aus der Ebene der Seele, aber das Werkzeug der Gestaltung ist das Bewusstsein. Sein Bewusstsein „kommt noch nicht zurecht" mit der Welt und so kann das Kind krank werden.

Lassen Sie uns noch eine zweite Variante untersuchen, in der das Kind in den Kindergarten oder in die Schule geht. Kinder, die solche Einrichtungen besuchen, beginnen einander zu helfen. Das heißt, sie nehmen die Probleme des krank gewordenen Kindes auf sich und beginnen, ihm so zu helfen. Sie beginnen ebenfalls, zu erkranken. Auch wenn die Krankheit auf der physischen Ebene noch nicht sichtbar wurde, bedeutet das nicht, dass das Kind sie nicht sieht. Es sieht das Problem der äußeren Welt und auf der Ebene der Seele sagt es dem anderen Kind: *„ich werde dir helfen"* – und hilft. Und auch das zweite und das dritte Kind beginnen zu helfen.

Nun kann man fragen, wieso nicht alle krank werden. Das ist einfach: die Kinder lernen nicht nur auf der physischen Ebene, sondern an erster Stelle auf der geistigen. Einem Kind reicht es aus, zuzuschauen und es versteht dabei schon alles. Ein anderes Kind muss erst selbst durch diese Ereignisse durchgehen. So bekommen sie die Kenntnisse darüber, wie sich der Mensch in dieser oder jener Situation verhalten kann, wie sie ihre Beziehungen aufbauen können und wie sie in der äußerlichen und in der inneren Welt gezeigt und erfahren werden.

Der Mensch bekommt das Wissen in jedem Fall und in der physischen Welt beginnt das Kind mit einer ungeheuren Geschwindigkeit, den Verlust jenes Wissens zu ergänzen, das während der Geburt gelöscht wurde. Wenn einmal bestimmte Krankheiten durchgemacht wurden, entwickelt sich Immunität. Die Immunität ist nichts anderes als jenes Wissen, das von der Seele, über den Geist und das Bewusstsein gekommen ist. Ist das Kind diese Ereignisse einmal auf dem geistigen Plan durchgegangen, weiß es genau wie es die Beziehungen und die Ereignisse seines eigenen Lebens im Folgenden aufbauen muss.

Wie kann man das im Allgemeinen vermeiden und den gesundheitlichen Normalzustand bewahren? Man muss nur die geistige Sehfähigkeit entwickeln, damit Eltern und Kinder eine beliebige Situation bis zur Erscheinungsform auf dem physischen Plan umwandeln können. In Bezug auf Kinderkrankheiten können wir sagen: man muss hier die zukünftigen Ereignisse, die Beziehungen der Eltern und die Beziehungen der Kindern zu ihren Eltern, aufbauen. Das heißt Ereignisse, die eine direkte Beziehung, direkten Einfluss auf die Familie haben, spielen hier eine wichtige Rolle. Diese Beziehungen kann man natürlich immer liebevoll korrigieren, auch ohne besondere geistige Kenntnisse über Steuerung durch Bewusstsein zu besitzen.

5. Zahlen als standfeste Form der Steuerung

Hinter jeder Zahl steht eine ihr entsprechende Vibrationsstruktur. Das gleiche kann man über Reihenfolgen von Zahlen sagen. Die Zahlenreihen, die in Grabovoi's Büchern „Konzentrationsübungen für 31 Tage" und „Die Wiederherstellung der Gesundheit durch Konzentration auf Zahlen" aufgeführt sind, sind mit der Steuerung, die aus der geistigen Sphäre hervorgeht, verbunden. Deshalb trägt die Arbeit mit diesen Zahlen zur Entwicklung des Geistes bei. Die Zahlenreihen fördern die Strukturierung des Bewusstseins zur Steuerung der Ereignisse.

Indem Sie sich auf die Zahlen konzentrieren, sollen Sie gleichzeitig sich selbst bewusst begreifen, den eigenen Organismus empfinden, ihn innerlich sehen - ihn absolut gesund sehen! Das ist für eine schnelle Wiederherstellung des Normzustandes (nach der Norm des Schöpfers) wichtig.

Wenn man sich auf fundamentalem Niveau ausdrückt, muss man sagen, dass hinter jeder Zahl eine geistig-energetische Vibrationsstruktur steht. Diese gewährleistet ihre Wirksamkeit. Eine geistig-energetische Vibrationsstruktur steht auch hinter jedem Wort und jedem Laut. Im Bewusstsein des Menschen gibt es Bereiche, die mit jeder Zahl verbunden sind. Bei der Konzentration auf jede Zahl entstehen Vibrationen in diesen Bereichen. Dabei spielt es keine Rolle, in welcher Sprache diese Zahlen ausgesprochen werden.

Achten Sie auf das folgende wichtige Moment!

Man muss verstehen, dass die Effektivität der Konzentration zum größten Teil von Ihrer Einstellung zur Konzentration abhängt. Versuchen Sie, sich diesem schöpferischen Prozess zu öffnen. Hören Sie auf Ihre innere Stimme, die Ihnen die praktische Seite dieser Konzentrationen vorsagt. Man kann zum Beispiel einfach eine Zahlenreihe auf Papier schreiben und sich darauf konzentrieren.

Man kann es aber auch anders machen. Zum Beispiel stellt man sich bei der Konzentration auf eine Reihenfolge aus 9 Zahlen vor, dass man sich im Zentrum einer Sphäre (kugelförmiger Raum) befindet und die Zahlen sich auf der inneren Oberfläche dieser Sphäre befinden. Die Information über Ihr Konzentrationsziel (zum Beispiel die Heilung eines Menschen) befindet sich in einer weiteren, kleineren Sphäre, innerhalb der Sphäre mit den Zahlen. Konzentrieren Sie sich darauf, jene Zahl herauszufinden, die für Sie am hellsten leuchtet. Nach dem Sie den ersten Gedankenimpuls bekommen haben, dass irgendeine Zahl aus der Zahlenreihe an der Sphären-Innenseite stärker leuchtet als die anderen, fixieren Sie diese Zahl gedanklich! Anschließend fügen Sie gedanklich die innere Sphäre mit Ihrem Konzentrationsziel (Gesundheit) und das Empfänglichkeitselement in Form dieser Zahl zusammen und der Heilungsprozess ist in Gang gesetzt.

Bei Konzentration auf eine Reihenfolge aus 7 Zahlen kann man sich zum Beispiel vorstellen, dass die Zahlen sich auf der Oberfläche eines Kubus befinden. Auf einer seiner Flächen. Dabei können Sie, ganz Ihrem Gefühl entsprechend, die Zahlen so verschieben, dass der maximale Effekt für Sie erreicht wird.

6. Die Heilung von beliebigen Krankheiten mit Hilfe von Zahlenreihen.

Diese Methode der Heilung von Krankheiten unter Verwendung von Zahlenreihen ist einfach und sehr effektiv. Das Herangehen ist in dem Buch „Wiederaufbau des menschlichen Organismus durch Konzentration auf Zahlenreihen" von Grigori Grabowoj beschrieben. Es werden in diesem Buch ca. 1.000 Krankheitsbezeichnungen genannt und jeder Krankheit wird eine Zahlenreihe zugeordnet. Diese Zahlenreihen können aus 7, 8 oder 9 Zahlen bestehen. Während Sie sich auf eine konkrete Zahlenreihe konzentrieren, heilen Sie sich von dieser Krankheit. Nun kann die Frage entstehen: Warum ist so eine einfache Handlung, nämlich die Konzentration auf Zahlenreihen so effektiv?

Es geht hier um Folgendes: jede Krankheit stellt eine Abweichung von der Norm dar. Die Normabweichung kann in den Körperzellen, den Organen oder in der Funktion des gesamten Organismus bestehen. Die Heilung von der Krankheit bedeutet Wiederherstellung der Norm. Die Zahlenreihen fördern die Wiederherstellung. Während Sie mit den Zahlenreihen arbeiten und sich auf sie konzentrieren, stellen Sie sich auf den Zustand ein, der die Norm darstellt. Das Resultat ist die Heilung von der Krankheit. Zum besseren Verständnis des Vorgangs dieser Heilung, etwas über das Vibrationssystem von Zahlen: unser Leben verläuft rhythmisch. Planeten kreisen in periodischen Bahnen um die Sonne. Für die Erde bedeutet dies einen ständigen Wechsel von Frühling, Sommer, Herbst und Winter. Die Erde dreht sich um ihre Achse und wir erleben dies als Tag und Nacht. Auf Mikroniveau-Ebene geschieht das gleiche. Elektronen kreisen in definierten Bahnen und rhythmischen Bewegungen um den Atomkern. Jeder von uns kann seinen rhythmischen Herzschlag hören und spüren. Auch in unserem Körper hat jede Zelle ihren eigenen Rhythmus und auch die Gesamtheit aller Zellen im Körper hat einen eigenen Rhythmus. Darüber hinaus gibt es einen Rhythmus auf dem Niveau der Organbeziehungen untereinander.

In diesem Zusammenhang kann man unseren Organismus mit einem Orchester vergleichen, in dem viele Musiker nach vorgegebenen Noten ein gemeinsames harmonisches Musikstück aufführen. Ein Orchester insgesamt klingt anders, als jeder Musiker mit seinem Instrument allein. Spielt ein einzelner Musiker im Orchester falsch, stört es die Harmonie des Ganzen. So auch im Organismus. Der Rhythmus jedes einzelnen Organs, ja jeder Zelle im Organismus, stört oder harmonisiert den gesamten Organismus – keiner sollte falsch, sondern alle sollten harmonisch spielen. Der Klang in unserem Körper kann immer harmonisch sein. Wenn ein Organ oder eine Funktion des Körpers von der Norm abweicht, bedeutet das eine Disharmonie im Ganzen - eine Krankheit. Wir sind der Dirigent dieses Orchesters, der über Seele, Geist und Bewusstsein den harmonischen Klang im Körper wiederherstellen kann.

Diesen Rhythmus kann man auch da beobachten, wo es ihn auf den ersten Blick nicht gibt. Schauen wir den Regenbogen an. Wir sehen schöne, kräftige Farben. Aber was stellen diese Farben aus wissenschaftlicher Sicht dar? Unsere Wahrnehmung von Farben basiert auf der Wirkung elektromagnetischer Wellen mit unterschiedlichen Frequenzen. Die Frequenz der Farbe violett ist zum Beispiel eine Verdopplung der Frequenz der Farbe rot. Auch hinter der Wahrnehmung von Farben stehen unterschiedliche Frequenzen, also Vibrationen. Jeder Farbe ist eine bestimmte Frequenz zugeordnet. Alle Bilder, die wir beispielsweise im Fernseher zu sehen bekommen, sind nur eine Mischung aus drei Farben: Rot, Grün und Blau. Das optimale Bild entsteht für uns, wenn jede der 3 Farben in unterschiedlichen Anteilen und unterschiedlicher Helligkeit vorkommt. Jede neue Farbauswahl aus dem Spektrum erzeugt somit einen eigenen Effekt.

Dasselbe kann man auch über Zahlenreihen sagen. Man kann jede Zahl als eine Frequenz und jede Zahlenreihe als eine bestimmte Folge von Frequenzen, also Vibrationen, betrachten. Eine unharmonische Belegung der nummerierten Sitzplätze in einem Flugzeug zum Beispiel, kann die Gesamtbalance während des Fluges stören und zur Entstehung unerwünschter Vibrationen führen. Und eine ausgeglichene Platzierung von Passagieren innerhalb der Gesamtmenge vorhandener Plätze harmonisiert und stabilisiert den Flug.

Zum Buch mit dem Katalog der Zahlenreihen:

Es besteht aus 27 Kapiteln. Jedes Kapitel betrachtet die Gesamtheit bestimmter Krankheitsbilder. Die ersten 25 Kapitel enthalten alle bekannten Krankheiten. Nach jeder Kapitelbenennung steht die Zahlenreihe, die sich auf alle in dem Kapitel stehenden Krankheiten bezieht. Diese Zahlenreihe kann man immer anwenden und besonders dann, wenn die genaue Diagnose fehlt, denn oft ist nur bekannt, dass eine Erkrankung zu diesem Bereich gehört!

Steht die Diagnose fest, nimmt man die dafür stehende Zahlenreihe. Dabei ist das Buch so aufgebaut, dass nach Benennen der Krankheit sofort die entsprechende Zahlenreihe zugeordnet ist.

Im 26. Kapitel sind Konzentrationen auf unbekannte Krankheiten vorgegeben. Hier geht man so vor: Der Körper besteht aus 7 Teilen und jedem Teil wird eine Zahlenreihe zugeordnet.

Zur Anwendung und Umgang mit diesen Daten:

Angenommen, jemand hat Kopfschmerzen. Dann nimmt man die Zahlenreihe für den Kopf. Wenn man in mehreren Körperteilen Schmerzen hat, dann konzentriert man sich zuerst auf die Zahlenreihe für einen Körperteil und dann nacheinander auf die Zahlenreihen für die anderen, betroffenen Regionen.

Vergleichen wir zunächst die Zahlenreihen, die aus 7, 8 und 9 Zahlen bestehen. Wenn die Zahlenreihe aus 9 Zahlen besteht, dann werden mit Hilfe dieser Zahlenreihe eine oder zwei bestimmte Krankheiten geheilt. Wenn die Zahlenreihe aus 8 Zahlen besteht, dann werden mit Hilfe dieser Zahlenreihe 5 Krankheiten und mehr geheilt. Wenn die Zahlenreihe aus 7 Zahlen besteht, dann kann diese Zahlenreihe 10 und mehr Krankheiten heilen. Diese Zahlenreihe verfügt über größere Möglichkeiten als die anderen. Deswegen wurden diese 7-stelligen Zahlenreihen in den Katalog von Grabowoi aufgenommen.

Man kann von links nach rechts von Zahl zu Zahl gehen oder von Zahlen am Anfang oder Ende der Reihe zur Mitte. Während der Arbeit mit den Zahlenreihen kann man sich dann auf unterschiedliche Art und Weise konzentrieren. Entweder man konzentriert sich auf jede Zahl gleich lange, oder unterschiedlich lang, so wie es Ihnen am besten passt. Wenn Sie die Dauer der Konzentration auf eine Zahl verändern, verändern Sie auch die Intensität der Auswirkung dieser Zahl auf die Heilung. Folglich wirkt die Konzentration immer anders. Sie sollten sich also während der Konzentration auf Ihre Intuition verlassen, obwohl der wiederaufbauende Effekt immer erreicht wird.

Hier einige bekannte Krankheiten, Problembereiche und die dazugehörigen Zahlen-Kombinationen zur Harmonisierung und Heilung.

Krankheitsbereich	Zahlenkombination
Unbekannte Krankheiten allgemein (*)	1884321
Kopf	1819999
Hals	18548321
Rechter Arm, rechte Hand	1854322
Linker Arm, linke Hand	4851384
Rumpf	5185213
Rechtes Bein, rechter Fuß	4812531
Linkes Bein, linker Fuß	485148291
Meniskus	*8435482*

(* bei unbekannten Krankheiten den Bezug zum Körperteil wählen)

Bekannte Krankheiten aus dem Katalog im Buch „Die Wiederherstellung des Organismus des Menschen durch Konzentration
auf Zahlen":

Krankheitsbild	Zahlenkombination
Abszess	518231415
Akute Herz-Kreislaufinsuffizienz	1895678
Akute kritische Zustände	1258912
Akute respiratorische Insuffizienz	1257814
Alkoholismus	148543292
Alkoholsucht	148543292
Allergien	45143212
Anämie	48543212
Arbeit mit giftigen Materialien	4185481
Arterienverschluss	81543213
Arteriosklerose	54321898
Arthritis	8111110
Arthritis, Rheuma	8914201
Asthma Bronchiale	8943548
Atemwegerkrankungen	5823214
Augenkrankheiten	1891014
Bewegungs-Stützapparat-Erkrankung	514218873
Bindegewebserkrankungen, diffuse	5485812
Blutdruck hoch	8145432

Blutdruck nieder	8143546
Blut-Normierung Biochemie	514832189
Blutsystem- Normalisierung	148542139
Blutsystemerkrankungen	1843214
Bronchitis akut	4812567
Bronchitis chronisch	4218910
Brustkrebs	5432189
Chirurgische Krankheiten	18574321
Cranio Myopathie	8421432
Darmkolik	8123457
Depression manische	514218857
Diabetes mellitus	8819977
Drogenabhängigkeit	5333353
Durchblutungsstörungen Herz	1454210
Durchfall	81234574
Eierstockentzündung	5143548
Eisenmangel	1458421
Epilepsie	1484855
Erschöpfung	1891013
Fettleber, chronisch	5143214
Frauenkrankheiten	1489145
Gallensteine	0148012
Gastritis	5485674
Gastritis akut	4567891

Gastritis chronisch	5489120
Gefäßverschluss arterieller	81543213
Gehirnkrebs	5431543
Gelenke- Erkrankung	5421891
Gelenke- Korrekturen	8144855
Gerstenkorn	514854249
Gesichtslähmung, Fasziadis	518999955
Gicht der Großzehe	8543215
Glaukom	5131482
Glaukome	5131482
Gürtelrose	51454322
Hämorrhoiden	58143219
Haut- und Geschlechtskrankheiten	18584321
Hepatitis A und B	5412514
Herzinfarkt	8914325
Herzinsuffizienz	8542106
Herzkranzgefäße	1454210
Herzrhythmusstörungen	8543210
Herzschmerzen	8124567
Herzstillstand	8915678
H-N-O - Krankheiten	1851432
Hypertonie- arterielle	8145432
Impotenz	8851464
Infektionskrankheiten	5421427

Karies	5148584
Katarakte	5189142
Kinderkrankheiten	18543218
Knochenbrüche	7776551
Kollaps	8914320
Kollaps	8914320
Koma	1111012
Kopf- und Nacken- Verspannung	8421432
Krampfadern	4831388
Krämpfe	51245424
Kreislaufinsuffizienz	85432102
Kreislaufsystemkrankheiten	1289435
Kritische Zustände	1258912
Kurzsichtigkeit	548132198
Laborwerte-Verbesserung	1489999
Lebensmittelvergiftung (Toxine)	5184231
Leberinsuffizienz	8143214
Leberzirrhose	4812345
Lungenödem	54321112
Migräne	4851485
Morbus Bechterew	4891201
Multiple Sklerose	51843218
Myom	51843216
Nachtblindheit	5142842

Nasenbluten	65184321
Nervenkrankheiten	148543293
Netzhautablösung der Augen	1851760
Neurodermitis	1484857
Neurosen	48154211
Nieren- und Harnwege	8941254
Niereninsuffizienz, akute	8218882
Nierenkolik	4321054
Nierensteinerkrankung	5432143
Normierung Biochemie Blut	514832189
Normierung Blutsystem	148542139
Normierung Gallensäfte	514852188
Normierung Laborparameter	1489999
Normierung Magensäfte	5148210
Normierung Speichel	514821441
Normierung Urin	1852155
Ohrenschmalzpfropf	48145814
Orthopädische Erkrankung (Traumata)	1418518
Osteoarthrose (verformende)	8145812
Parkinson	5481421
Parodontitis	5182821
Parodontose	58145421
Psychische Krankheiten	8345444
Pulpitis	1468550
Prostatakrebs/Vorstehdrüse	4321890
Peniskrebs	8514921

33

Regelblutungen, schmerzhafte	4815812
Rheumakrankheiten	8148888
Rheumatismus	5481543
Schilddrüse (endokrine Erkrankung)	1823451
Schlafstörungen	514248538
Schnupfen	5189912
Schock-Trauma	1895132
Schuppenflechte	18543214
Sehnenscheidenentzündung	1489154
Sepsis	58143212
Sexualstörungen	1818191
Sexuelle Störung psychisch bedingt	2148222
Stoffwechselkrankheiten	1823451
Stoffwechselkrankheiten	1823451
Sucht Raucher-Nikotin	1414551
Tumorkrankheiten	8214351
Übergewicht	4812412
Vegetative Dystonie	8432910
Verbrennungen	8191111
Verdauungskrankheiten	5321482
Vergiftung, akute	4185412
Vergiftungen	4185412
Verrenkungen	5123145

Verstopfung	5484548
Warzen	5148521
Weitsichtigkeit	5189988
Wespen- und Bienenstiche	9189189
Wirbelsäule, Nackenprobleme	5481321
Wunden	5148912
Zahn- und Mundhöhlen-Erkrankungen, allgemein	1488514
Zahnentfernung mit Blutungen	8144542
Zahnfraktur	814454251
Zahnschmerzen, akute	5182544
Zahnstein	514852182
Zeckenenzephalitis	7891010
Zysten im Zahnfleisch	514218877

Weitere interessante Zahlenkombinationen

(nicht im Buch enthalten):

Grundthema (Problem)	Zahlen-kombination	Konzentra-tionsziel
Harmonisierung der Gegenwart	71042	individuell zu benennen
Harmonisierung der Zukunft	148721091	individuell zu benennen
Harmonisierung der Vergangenheit	7819019425	individuell zu benennen
Pflanzen	811120218	individuell zu benennen
Tiere	555142198110	individuell zu benennen
Normalisierung finanzieller Situationen *	71427321893	individuell zu benennen
Lösung allgemeiner Fragen/ Probleme *	212309909	individuell zu benennen
Harmonische Beziehungen in der Familie	285555901	individuell zu benennen
Harmonisches Verhältnis am Arbeitsplatz	141111963	individuell zu benennen
Zielstrebigkeit der Kinder beim Lernen	212585212	individuell zu benennen
Umwandlung von Negativem ins Positive	1888948	individuell zu benennen

(* zur besseren Konzentration umgeben Sie sich mit der entsprechenden Zahlenreihe, legen Sie in Ihre Geldbörse, in den Pass oder sonstige Unterlage. Stellen Sie sich die Zahlenreihe an Ihrem Arbeitsplatz oder in ihrer Wohnung vor)

7. Die Technologie der Verjüngung

Nehmen Sie ein Foto von sich, auf dem Sie jung und glücklich sind. Halten Sie es auf Augenhöhe vor sich. Stellen Sie sich die folgenden Zahlenreihen im Raum zwischen Ihrem Gesicht und dem Foto, auf Ebene der Stirn, vor und konzentrieren sich auf sie:

2145432   und   2213445.

Zusätzlich müssen Sie diese Zahlenreihen mit silbrig-weißem Licht beleuchten. Zur Bequemlichkeit können Sie diese Zahlenreihen auf dem Foto über ihren Kopf schreiben. Während der Konzentration erinnern Sie sich an die glücklichsten Momente Ihrer Jugend, Ihrer Gegenwart und Ihrer Zukunft (Träume). Sie können das mehrmals am Tag wiederholen, bis es im Bewusstsein gefestigt ist und dann können Sie nach eigenem Ermessen damit weitermachen.

8. Das Gebiet der schaffenden Information

Das Gebiet der schaffenden Information befindet sich zwischen der 1-Meter-Sphäre der Seele und der 5-Meter-Sphäre unseres Bewusstseins. Um das Gebiet der schaffenden Information zu steuern, treten wir in unsere Seele ein (nehmen Verbindung mit unserer Seele auf). Wir sprechen aus:

„Ich trete in meine Seele ein."

Gleichzeitig geraten wir in den Punkt der Archivierung der Seele. (Abb. 1)

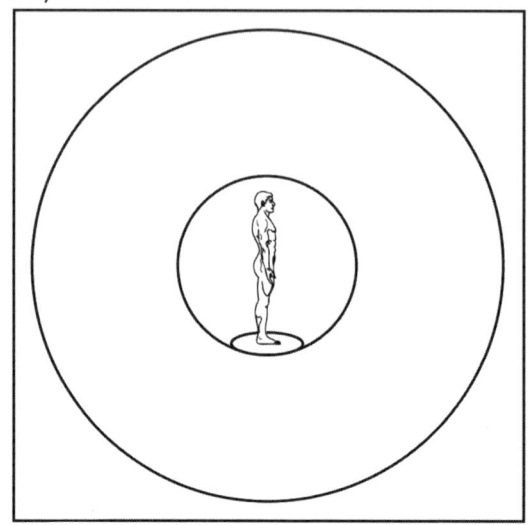

ABB. 1   DER UNTERE POL
          DER SEELE
          (PUNKT DER ARCHIVIERUNG)

Die Information aus der Seele geht immer als Lichtstrom in Wellen auf die innere Seite der 5-Meter-Sphäre. Die innere Seite der
5-Meter-Sphäre hat eine Spiegelfläche und so sieht faktisch jeder
Mensch einen Film über sich selbst. Jeder Mensch kann die Informationen aufbauen, die für ihn nötig sind. Diese Informationen
kann man zum Besten ändern.

Die Wellen werden von der inneren Wand der
5-Meter-Sphäre gespiegelt, kehren zur 1-Meter-Sphäre zurück
und fließen weiter zum physischen Körper des Menschen. Es ist
ein gegenläufiger Prozess, die Wellen kommen vom Menschen
und zu ihm zurück. (Abb. 2)

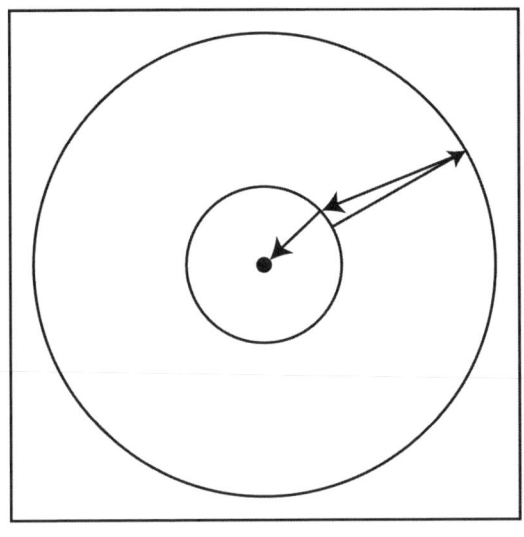

ABB. 2

Das geschieht die ganze Zeit. Dort, wo sich die Wellen treffen, entsteht eine stehende Welle. Aus der stehenden Welle bilden sich die Bildschirme (Schirmwände) und Bilder unseres Bewusstseins. Es entsteht eben jene Realität, die wir auf diesen Bildschirmen sehen. (Abb. 3)

Deshalb ändern wir, indem wir die Bildschirme und Bilder unseres Bewusstseins ändern, die Information im positiven Sinne. Die positive Information gelangt in den physischen Körper und es werden positive Ereignisse um uns herum aufgebaut, dabei entsteht auch die Umwandlung der Welt im Allgemeinen.

Wie kann man nun aber mit dem Gebiet der schaffenden Information arbeiten?

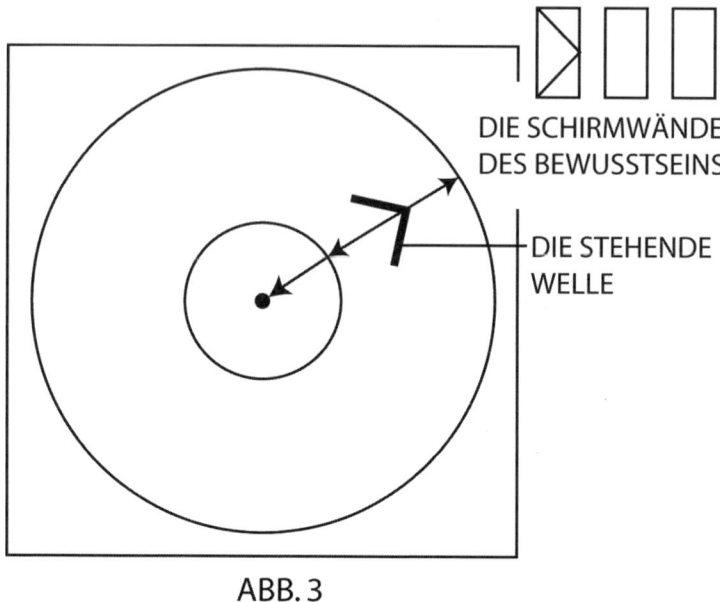

DIE SCHIRMWÄNDE
DES BEWUSSTSEINS

DIE STEHENDE
WELLE

ABB. 3

Nehmen wir eine beliebige Information, die um den Menschen herum existiert und demonstrieren am Beispiel einer Nierenerkrankung, wie man diese Information umwandeln kann.

Zuerst gehen wir geistig auf die Makro-Ebene hinaus. Wozu? Der Mensch ist im Bezug auf das Gebiet der Krankheit (oder das Gebiet der Stadt, des Landes) die Mikro-Ebene. Damit die Information der Krankheit den Menschen nicht erdrückt, gehen wir auf die Makro-Ebene hinaus, dass heißt wir gehen über unsere 5-Meter-Sphäre hinaus.

Auf der Makro-Ebene ist der Mensch genauso wie vorher, aber sehr viel größer. Er blickt nun von der Makro-Ebene, auf die Mikro-Ebene.

Um auf die Makro-Ebene hinauszugehen, sprechen wir aus:

„Ich gehe auf die Makro-Ebene hinaus."

Wir stellen uns im Punkt der Archivierung der Seele auf und bauen die Information über die Umgestaltung der Erkrankung der Niere dort, wo sie verläuft. Wir schaffen den Bereich für die Veränderungsarbeit (nehmen ihn wahr), der für die Erkrankung verantwortlich ist. Der Bereich entsteht als Segment zwischen dem äußeren Ring der 1-Meter-Sphäre und dem inneren Ring der 5-Meter-Sphäre auf (Abb. 4). Wir sprechen aus:

„ich sehe das Segment, das verantwortlich ist
für die Information über die Niere,
auf der kleinen Sphäre."

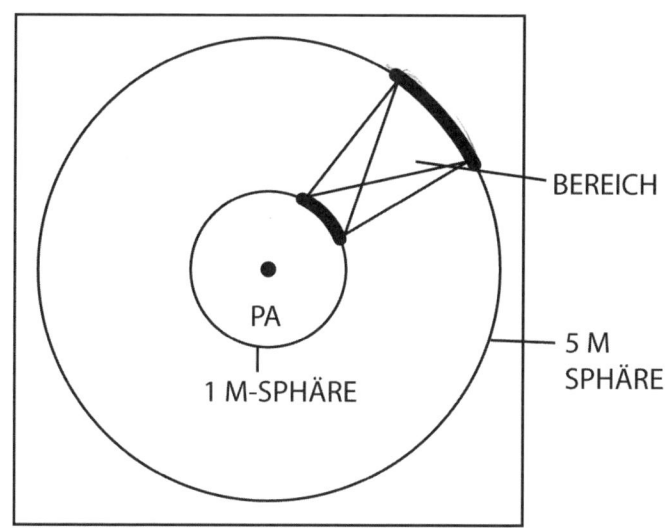

ABB. 4 (PUNKT DER ARCHIVIERUNG)

Wir markieren dieses Segment gedanklich und sprechen aus:

„ich sehe das Segment, das verantwortlich ist
für die Information über die Niere,
auf der großen Sphäre."

Wir markieren auch dieses Segment, beleuchten es und verbinden die beiden Segmente gedanklich mit dem Zeichen Christus „**X**" („Chi", Abb. 4) oder tragen gedanklich ein „N" für die Norm (des Schöpfers) in diesen Bereich ein. (Abb.5).

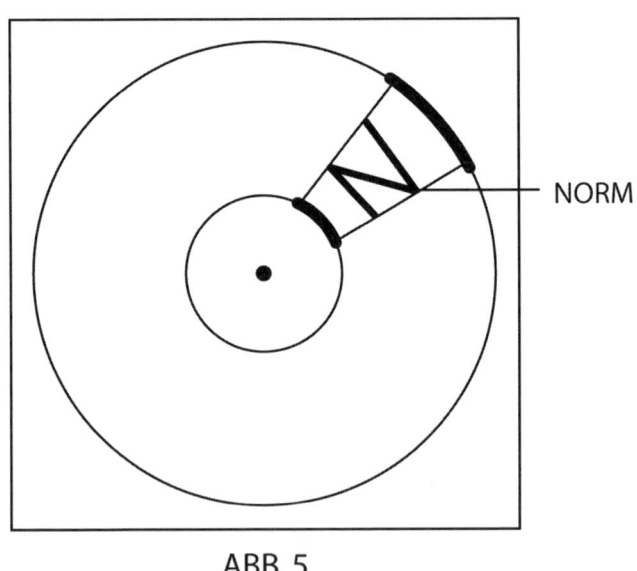

ABB. 5

So haben wir den Bereich der schaffenden Information über die *Niere* lokalisiert und die neue, positive Information eingetragen. Gleichzeitig haben wir die schaffende Information im Bereich der Krankheit, über die Makro-Ebene, geändert. Abschließend tragen wir noch Uhrzeit und Datum ein und schicken sie in die Unendlichkeit.

Wir haben das Intervall aufgestellt, von dem sich diese Information in der Welt zu verbreiten beginnt.

9. Die Grundlagen der Arbeit mit beliebigen Krankheiten

Wenn eine Information in den Organismus eingedrungen ist, dann gibt es beim Menschen, auf der 1-Meter-Sphäre, Punkte des Durchschlags. Sie sehen wie Punkte oder sogar wie Löcher in der Sphäre aus. Alle Punkte des Durchschlags kann man regenerieren. Wir bauen ein „Lichtpflaster" mit dem Licht des heiligen Geistes auf. Dann sprechen wir aus:

„Regeneration zur Norm auf alle Punkte des Durchschlags." *22*
verschiedene Krankheiten

Jede Krankheit hat ihre informative Struktur. Wenn wir den/die Punkt/e des Durchschlags entfernt haben, entfernen wir anschließend ihre informative Struktur. Wir entfernen die informativen Strukturen der Krankheit indem wir aussprechen:

„Ich sehe die informativen Strukturen der Krankheit
und ich erfasse sie mit der Sphäre von silbrig-weißem Licht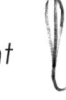

43

(oder auch „mit heißem Plasma"). Ich drücke sie auf einen Punkt zusammen, führe sie über die Grenzen der 5-Meter-Sphäre hinaus in einen silbrig-weißen Kubus, für die Umwandlung

aller negativen Information in positive Information."

Dabei ist es wünschenswert, alle informativen Strukturen der Krankheiten hinter die 5-Meter-Sphäre in den silbrig-weißen Kubus hinauszuführen. Dieser Kubus ist ein geschlossener Raum, in dem wir die ganze negative Information für die Umgestaltung abladen können. Auf diese Weise haben wir die informative Struktur der Krankheit ausgeleitet beziehungsweise transformiert.

Anschließend entfernen wir die Führer-Zelle. Wir erfassen sie mit einer Sphäre aus heißem Plasma, wir pressen die Führer-Zelle auf einen Punkt zusammen und führen Sie über die Grenze der 5-Meter-Sphäre hinaus. Da wir die Zelle entfernt haben, müssen wir sofort wieder eine neue Zelle mit lebendiger Materie einstellen.

Wir stellen die Zelle mit lebendiger Materie auf den Platz der Führer-Zelle. Von dieser Zelle verbreiten wir die Information auf alle anderen Zellen. Das heißt, wenn wir eine negative Information entfernen, müssen wir unbedingt eine positive Information an ihrer Stelle eintragen. Wir sprechen aus:

„Wiederherstellung dieses Organs zur Norm des Schöpfers."

Danach stellen wir durch die Hypophyse alle vorherigen Verbindungen mit allen anderen Zellen und Organen wieder her. Dafür geben wir den Befehl an die Hypophyse. Wir sprechen aus:

„Wiederherstellung aller Verbindungen dieses Organs mit allen anderen Organen."

Zuletzt stellen wir Datum und Zeit ein und schicken alles in die Unendlichkeit. Wir sprechen aus (Beispiel):

„16:30 Uhr, am 01. Mai 2010."
Wir schicken die positive Information in die Unendlichkeit.

10. Die Wirbelsäule und ihre energieinformativen Punkte

Entlang der Wirbelsäule des Menschen befinden sich energieinformative Punkte. Zu diesen Punkten fließen Energie und Informationen. Im Normalzustand befinden sich die energieinformativen Punkte im Halsbereich in einer Entfernung von 2 cm und in anderen Bereichen 2,5cm zur Oberfläche des physischen Körpers. Die bedeutsamsten Punkte sind

Der 3. und der 7. Halswirbel und der 8. Brustwirbel

Das heißt, dieses sind die am meisten durchschlagenen Punkte, denn genau zu diesen Punkten fließt ein riesiger Strom an Informationen, es sind die empfänglichsten Punkte. Es gibt auch negative Informationen, die aus der äußeren Welt auf Sie eindringen. Die äußere Welt ist im Bezug auf den Menschen der Makrokosmos. Auch Sie können auf die Makroebene hinausgehen. Sprechen Sie aus:

„Ich gehe hinaus auf die Makroebene
und von meinem physischen Körper aus gebe ich
einen Impuls auf alle negativen Verbindungen,
die mein physischer Körper wahrnimmt."

Technologien der Arbeit mit der Wirbelsäule:

Bei Problemen mit der Wirbelsäule, z.B. Wirbelsäulenverkrümmung, Bandscheibenvorfall oder Wirbelabnutzungen, gehen wir folgendermaßen vor (siehe Abbildungen):

Über dem Atlas und im Bereich des Steißbeines stellen wir Sphären auf und geben ein Programm ein, dass jede Sphäre die Wirbelsäule bis zur Norm ausdehnt.

Dann stellen wir einen Archetyp (Etalon/Muster/Ur-Modell) der Wirbelsäule hinter die zu behandelnde, reale, Wirbelsäule, an der äußeren Seite des Rückens auf. So entsteht zwischen dem Archetyp und der Wirbelsäule ein Raum.

Vor die innere Seite der Wirbelsäule stellen wir den Bildschirm der Seele des Schöpfers auf.

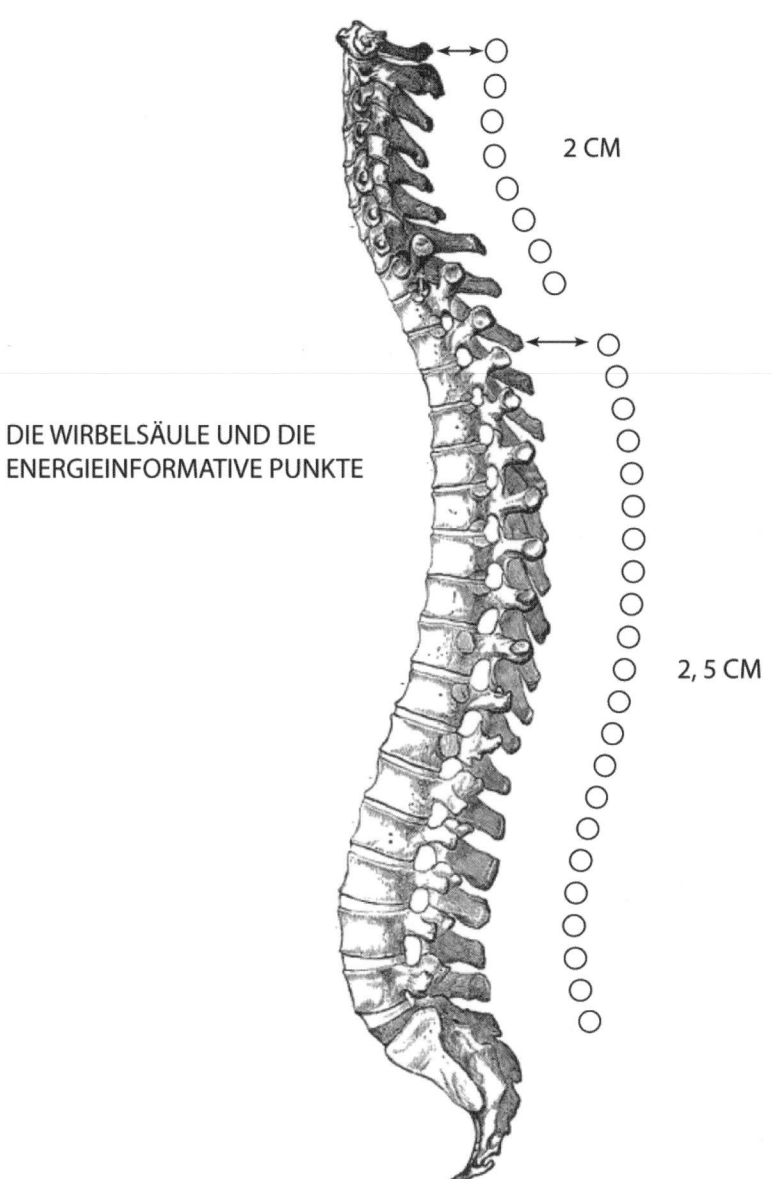

DIE WIRBELSÄULE UND DIE
ENERGIEINFORMATIVE PUNKTE

2 CM

2, 5 CM

nehmen Wirbelsäule aus

GOTTES LICHTSCHIRM

LICHT → ← LICHT

LICHT → ← LICHT

LICHT → ← LICHT

LICHT → ← LICHT

LICHT → ← LICHT

LICHT → ← LICHT

MUSTER

Inf. Zelle aus 8 Brustwirbel wie mit
Gumiband u. stellen in den Photonenstrom

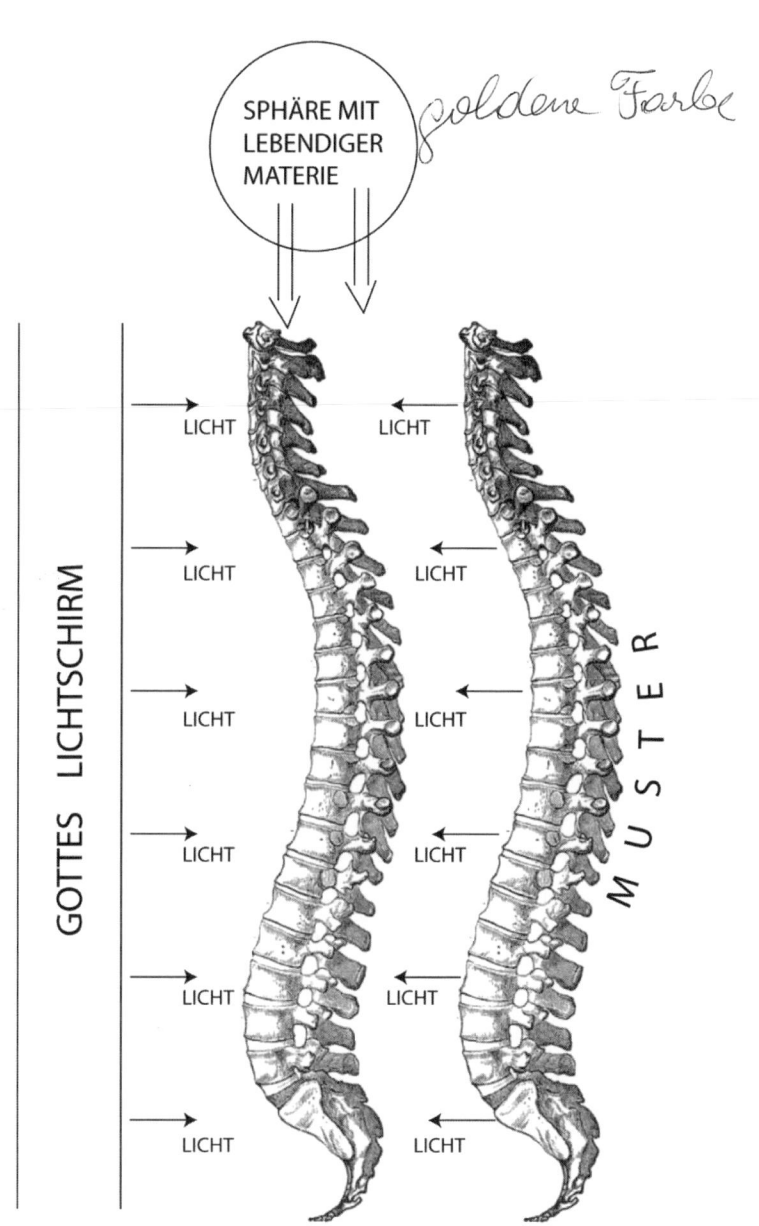

SPHÄRE MIT LEBENDIGER MATERIE

goldene Farbe

GOTTES LICHTSCHIRM

LICHT

M U S T E R

Wir stellen uns eine Sphäre mit lebendiger Materie vor. Aus ihr richten wir einen Strom mit lebendiger Materie in den Raum zwischen Wirbelsäule und Archetyp, die den beschädigten Raum regeneriert und den zweiten Strom durch den Spinalkanal der Wirbelsäule, der alle Strukturen der Wirbelsäule regeneriert. Entsprechend stellen wir ein Programm ein:

"Regeneration der Wirbelsäule zur Norm des Schöpfers."

Aus dem Brustbereich der Wirbelsäule ziehen wir nun von vorne eine informative Zelle aus der Knochenstruktur heraus, und stellen sie in den Photonenstrom zur Wiederherstellung der Zellenstruktur der Wirbelsäule. Wir stellen das Programm ein und sprechen aus:
„Wiederherstellung der Zellenstruktur
der Wirbelsäule zur Norm des Schöpfers."

Wir stellen nun Datum und Zeit ein und schicken alles in die Unendlichkeit. Die Zeit stellen wir ein, weil wir die Technologie auf die Unendlichkeit aufbauen. Sobald wir die Zeit in eine Zelle eintragen, wandeln wir bereits den Raum in eine bessere Richtung um. Und weil wir das Wissen darüber haben, dass die Zeit den Raum hält und in eine bessere Richtung ändert, starten wir beim Menschen den Wiederherstellungsprozess zur Norm.

Technologie mit 4 Sphären:

Um einen Wirbel auf seinen Ursprungsplatz zu verschieben, stellen wir 4 Sphären auf (von jeder Seite des Wirbels) und verbinden diese Sphären mit Lichtstrahlen.

Die Lichtstrahlen ziehen die sich gegenüberliegenden Sphären zueinander und bewegen herausgerutschte Bandscheiben oder verschobene Wirbel wieder an ihren Platz. Durch die Sphären, die über die gesamte Wirbelsäule „rollen", bekommen wir alle Wirbel wieder in die Lage der Norm und wir halten sie in dieser Lage fest.

Die Sphären bewegen sich mit einer großen Geschwindigkeit. Entsprechend stellen wir ein Programm ein und sprechen aus:

„Wiederherstellung der Zellenstruktur der Wirbelsäule zur Norm des Schöpfers"
Wir stellen nun Datum und Zeit ein und schicken alles in die Unendlichkeit.

51

TECHNOLOGIE MIT 4 SPHÄREN

ANSICHT VON OBEN

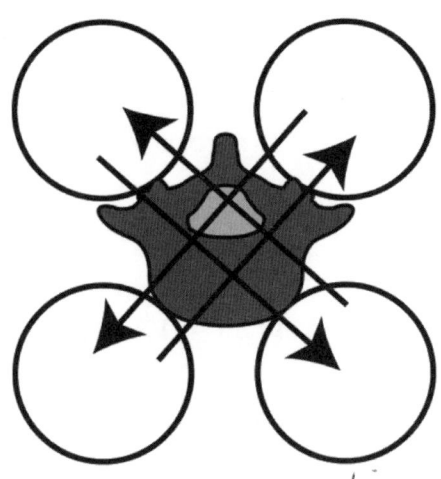

Geben Licht auf die Wirbel

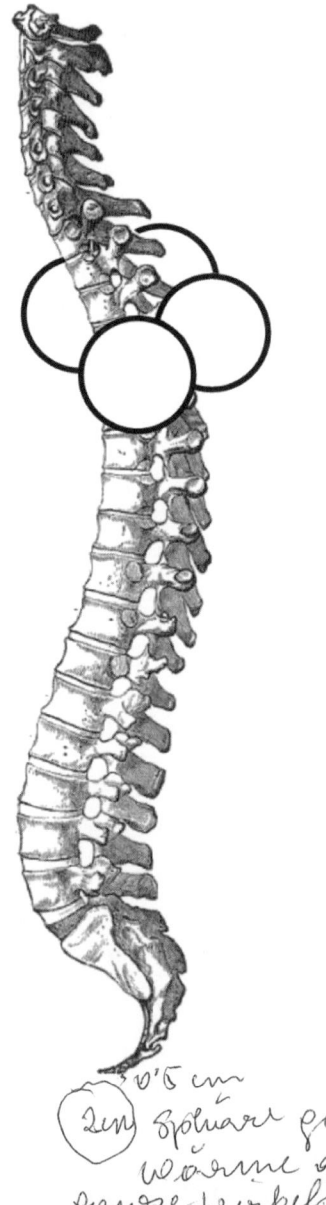

0,5 cm
1cm Sphäre gi
Wärme an
ganze Wirbels-

11. Die Arbeit mit dem Lichtstrom des Schöpfers

Den Lichtstrom des Schöpfers nutzen wir zur Reinigung (unserer selbst, oder anderen) von negativen Einflüssen, Informationen und Emotionen - nach der Arbeit, am Ende eines anstrengenden Tages oder Aufgabe. Man kann ihn zum Beispiel über Gebäude, zur Harmonisierung des Raumes und der Menschen, die sich darin befinden, leiten. Man kann sich selbst oder andere Menschen, zur Säuberung des physischen Körpers von Negativem und negativen Emotionen, in den Lichtstrom des Schöpfers stellen.

Manche stellen sich den Lichtstrom des Schöpfers senkrecht, als Regen in goldener Farbe vor, andere als einen horizontalen Strom, in den man sich legen kann. Wichtig ist, sein eigenes, starkes Bild zu bekommen. Wir formulieren unsere Absicht und stellen ein Programm zur Steuerung ein und sprechen aus:

„Ich stelle mich (oder einen anderen Menschen) in den Lichtstrom des Schöpfers um meinen (seinen) physischen Körper von allen negativen Informationen und Emotionen zu reinigen und zu befreien."

Negative Informationen und Emotionen entsprechen nicht der göttlichen Norm. Zur Harmonisierung von Räumen und der Menschen, die sich darin befinden, stellen wir das Haus, die Wohnung, das Büro oder den gewünschten Ort in den Lichtstrom des Schöpfers, um diese Norm wiederherzustellen. Das gleiche können wir mit Tieren, Pflanzen oder Gegenständen tun.

Wir formulieren unsere Absicht, stellen ein Programm zur Steuerung ein und sprechen aus:

„Ich stelle diesen Raum, in dem ich mich gerade befinde (oder: den ich für andere visualisiere und harmonisieren möchte) in den Lichtstrom des Schöpfers, um ihn und mich (uns), von allen negativen Informationen und Emotionen zu befreien."

Abschließend stellen wir jeweils Datum und Zeit ein und schicken alles in die Unendlichkeit.

12. Der Extruder

Der Extruder („Förderer") wurde vom Schöpfer zur Entfernung von Krebszellen, zur Entfernung negativer Informationen und zur Entfernung der Information von Krankheiten geschaffen. Er normiert und regeneriert die Zellen des Organismus und normiert die äußerlichen Ereignisse im Sinne der Schöpfung.

Extruder sind zwei Übergangsbildschirme aus der sichtbaren, in die unsichtbare Welt. Diese Bildschirme sind konkav. Würde man die folgende Abbildung vervollständigen, würden wir zwei Sphären erhalten. Eine untere Sphäre und eine obere Sphäre, mit einer enthaltenen Sphäre der lebendigen Materie. Dazwischen: der Kubus der Zeit.

Ein Extruder arbeitet folgendermaßen: er erfasst die negative Zelle irgendeines Organs und hebt sie im Uhrzeigersinn in die Sphäre mit der lebendigen Materie. Die Zelle durchquert auf

EXTRUDER

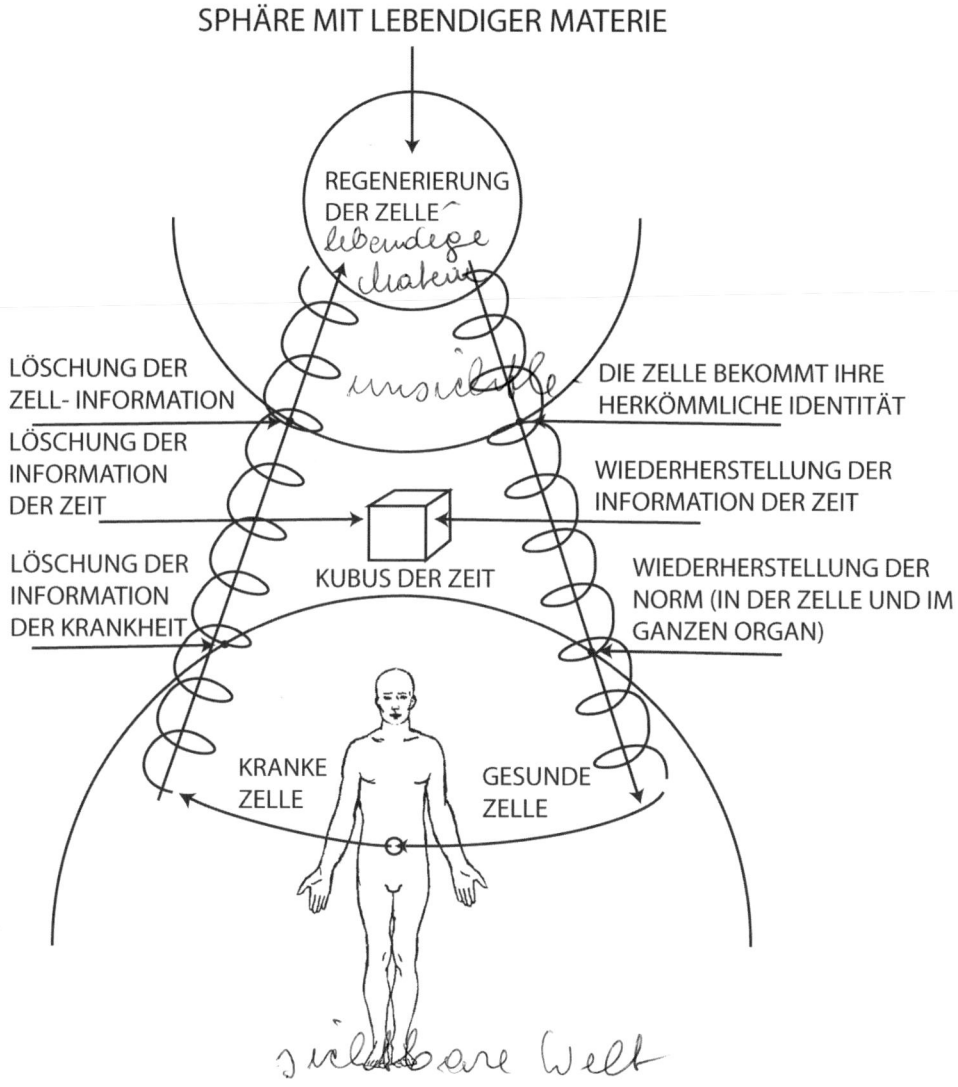

SPHÄRE MIT LEBENDIGER MATERIE

REGENERIERUNG
DER ZELLE
lebendige
materie

unsichtbare

LÖSCHUNG DER
ZELL- INFORMATION

DIE ZELLE BEKOMMT IHRE
HERKÖMMLICHE IDENTITÄT

LÖSCHUNG DER
INFORMATION
DER ZEIT

WIEDERHERSTELLUNG DER
INFORMATION DER ZEIT

LÖSCHUNG DER
INFORMATION
DER KRANKHEIT

KUBUS DER ZEIT

WIEDERHERSTELLUNG DER
NORM (IN DER ZELLE UND IM
GANZEN ORGAN)

KRANKE
ZELLE

GESUNDE
ZELLE

sichtbare Welt

Auch gegen schlechte Emotionen
(Haß, Neid)

dem Weg zur lebendigen Materie die beiden Übergangsbildschirme, aus der sichtbaren in die unsichtbare Welt.

Beim Passieren des ersten Bildschirms wird die negative Information über die Krankheit aus der Zelle gelöscht und im Kubus
der Zeit gelöscht. Beim Passieren des zweiten Bildschirms wird die
Information darüber gelöscht, um wessen Zelle es sich handelt -
und die Information über die Zelle selbst wird gelöscht.

Die Zelle gelangt also ganz „abgetragen" - anonym und mit
beschädigter DNS - in die Sphäre mit lebendiger Materie. Hier
wird sie regeneriert und wiederhergestellt. nach der Norm. Sie
erhält die positive Information nach der Norm des Schöpfers,
wessen Zelle sie ist und aus welchem Organ sie gekommen ist.

Anschließend wird sie im Uhrzeigersinn wieder in das Organ zu-
rückgeschickt, aus dem sie entnommen wurde.

In der Praxis stellen wir den Extruder auf ein beliebiges Organ
oder auf eine beliebige Situation ein. Wir formulieren unsere
Absicht, stellen ein Programm zur Steuerung ein und sprechen
aus:

> *„Ich stelle den Extruder auf die Entfernung der negativen*
> *Information aus meiner Leber (aus einem sonstigem Or-*
> *gan oder einer Situation) ein."*

Anschließend tragen wir Zeit und Datum (zeitweiliges Intervall)
ein und die Information der Norm.

Damit die Umwandlung schneller erfolgt, kann man in den Kubus der Zeit eine Zelle mit heißem oder kaltem Plasma geben. Da-

mit wächst das Energiepotential des Extruders um ein vielfaches.

Mit dieser Methode kann man eine beliebige Information umwandeln: Grippe, Erkältung, entzündliche Prozesse. Je nach Erreger, stellen wir das Programm zur Steuerung ein und aktivieren den Extruder.

Wir unterscheiden dabei zwischen einem Mikro-Extruder für innere Ereignisse, also Krankheiten, persönliche Disharmonien etc. und einem Makro-Extruder für äußere Ereignisse wie Katastrophen, Überschwemmungen und Orkane.

13. Das System: Kubus – Kegel – Kubus

Unser Bewusstsein operiert sehr gut unter Verwendung geometrischer Formen. Besonders gut eignen sich Körper wie Kegel, Kugel oder Quader.

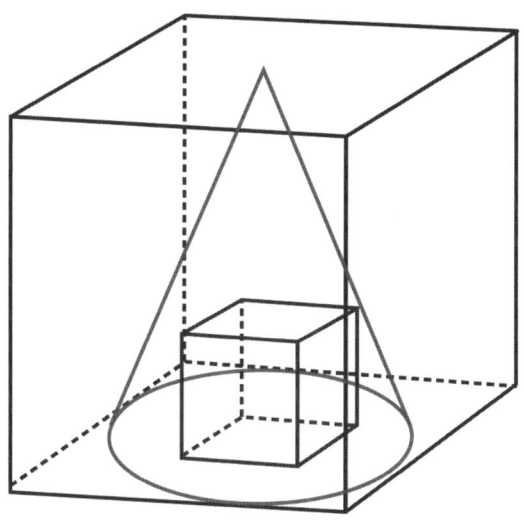

Die Arbeit mit Wasser:

Stellen Sie sich einen Kubus vor, darin befindet sich ein Kegel, im Kegel gibt es wiederum einen kleinen Kubus. Dieses System „Kubus-Kegel-Kubus" kann man in eine Kapazität mit dem Wasser (Wasser führendes Medium) einführen. Gedanklich reinigen wir Sie von Beimischungen und schädlichen Stoffen, gleichzeitig strukturieren wir sie und reinigen sie kristallklar. So tauschen wir die Informationen über den Inhalt und die Struktur des Wassers. Das System kann zur Reinigung beliebiger Flüssigkeiten verwendet werden.

Beispiel für die Reinigung von Wasser:

Führen Sie diese gedachte geometrische Struktur für 24 Stunden in den Wasserkreislauf ein.

Sprechen Sie folgende Formel für ein Programm zur Steuerung aus:

„Zur Säuberung des Wassers von Giften, Toxinen, Mikroben, sonstiger Beimischungen und zum Ziel der Strukturierung des molekularen Wasserzustands, wie der Schöpfer ursprünglich das Wasser und die Ewigkeit geschaffen hat."

Gedanklich oder laut sprechen Sie aus:

„ich führe das System Kubus-Kegel-Kubus in alle Gewässer ein, in Flüsse und Seen (oder: ins Epizentrum einer Katastrophe, in Bezirke und Gebiete mit vergiftetem Wasser

etc.) und gebe ihm eine augenblickliche Heilung, Säuberung von Giften, Toxinen, Radionukliden oder chemischen Verbindungen auf. Und mit meiner Liebe, zusammen mit der Liebe des Schöpfers, schicke ich die Wirksamkeit dieser Technologie in die Ewigkeit und in die Unendlichkeit."

Die Wiederherstellung des Zellniveaus, des Blutes und der Lymphe:

In ähnlicher Weise kann man Blut, das hormonale System, die Lymphen, abgesonderte Organe oder Zellen reinigen, da unser Organismus ungefähr zu 80 Prozent aus Wasser besteht und die Information über eine Erkrankung sich in der Wasserlösung der Zellen befinden. Innerhalb dieser Strukturen kann man gedanklich eine neue, gesunde, Zelle bilden, sie vervielfältigen und in sich oder in andere Menschen einfügen. Dabei werden alte Zellen, einschließlich Krebszellen, verdrängt.

Führen Sie gedanklich die lebendige Normzelle vom Schöpfer in die geometrische Struktur Kubus-Kegel-Kubus, ein. Den gesamten Komplex führen Sie anschließend in die Aorta ein.

Sprechen Sie die Formel für ein Programm zur Steuerung aus, stellen Sie sich dabei das Blut in blutroter Farbe vor:

„Zur augenblicklichen Säuberung des Blutes von Giften, Toxinen, Mikroben, sonstiger Beimischungen und Schmutz und zum Ziel der Strukturierung des molekularen Niveaus, wie der Schöpfer es ursprünglich geschaffen hat.

Visualisieren Sie, wie die Normzelle vom Schöpfer beginnen

wird, sich zu vermehren, das Blut wieder herzustellen und sie (oder andere) jünger zu machen.

Gedanklich oder laut sprechen Sie aus:
> *„ich führe das System Kubus-Kegel-Kubus in die Flüssigkeit des gesamten lebendigen Organismus, in alle inneren Organe, zur augenblicklichen Heilung, Säuberung, Wiederherstellung und Regeneration, ein. So, wie der Schöpfer ihn ursprünglich geschaffen hat."*

Bei der Arbeit mit Blut oder der Lymphe ergänzen Sie die Struktur anschließend mit der folgenden Zahlenreihe: 1843214.

Wiederholen Sie das mehrfach und die Normzelle vom Schöpfer wird alle Zellen die der Norm nicht entsprechen, verdrängen.

14. Die Konzentration auf eine Farbe

Gedanklich stellen wir uns folgende Farben vor:

Rosa   Gelb   Grün   Rot   Blau   Violett

Die für uns am stärksten hervortretende Farbe fixieren wir.

Auf diese Farbe führen wir eine intensive, fünf Minuten andauernde, Konzentration mit der Benennung eines persönlichen Ziels (einer Harmonisierung) durch.

Diese Konzentration stellt die Sphäre wichtiger Ereignisse in der Zukunft wieder her.

15. Das Ozon (O_3)

Für Gott ist der Mensch das wichtigste Produkt. Sogar eine menschliche Figur hat bereits die Eigenschaften des Menschen. Grabovoi schreibt, dass, wenn man eine Puppe in Gestalt eines Menschen in einem Vakuum platziert, dort nach einer bestimmten Zeit Sauerstoff entsteht.

Amerikanische Wissenschaftler haben ein solches Experiment durchgeführt, sie haben eine Puppe in Menschengestalt in einem Vakuum untergebracht und nach einer Weile ist dort Sauerstoff entstanden. Die Wissenschaftler konnten dieses Phänomen nicht erklären.

Es kommt jedoch daher, dass der menschliche Körper die Eigenschaft hat, Ozon (allotrope Modifikation des Sauerstoffs) zu produzieren. In der Zukunft, wenn der Mensch diese Technologie erlernt hat, wird er in einer autonomen Lebensweise in jeder Atmosphäre leben können – und sogar ohne Atmosphäre.

Die Technologie der Arbeit mit Ozon:

Auf der inneren Seite der 5-Meter Sphäre stellen wir uns eine Pyramide vor. Auf ihrer Spitze steht eine Sphäre in Kugelform. Es ist die Sphäre der Seele des Menschen. Die Pyramide ist die Pyramide der Seele des Schöpfers, das Licht des Absoluten - das Licht des Schöpfers.

Die Pyramide öffnet sich ein wenig, aus ihr kommt das Licht des Absoluten und reinigt die Sphäre der Seele. Wir sehen, wie die Sphäre gereinigt wird, zu leuchten beginnt und sich immer stärker mit Licht auffüllt.

Nachdem die Sphäre mit hellem Licht ausgefüllt ist, öffnet sich die Pyramide und die Sphäre sinkt in die Pyramide hinein. In diesen Moment wird das Ozon produziert. Es wird ausgeschieden, um die negativen Zellinformationen in positive umzuwandeln. Das Ozon selbst stellt die Zellen mit seiner reinigenden Eigenschaft wieder entsprechend der Norm des Schöpfers her.

Wir formulieren unsere Absicht, stellen ein Programm zur Steuerung ein und sprechen aus:

> *„Ich sehe kranke Zellen, eine Geschwulst.*
> *Ich wähle die nötige Menge Ozon aus*
> *und erfasse mit dem Ozon*
> *die kranken Zellen und die Geschwulst."*

Die Zellen werden buchstäblich vom Ozon aufgefressen, das ganze Geschwulstgewebe beginnt zu verkohlen und sich zu verdunkeln. Nachdem sich das Geschwulstgewebe verdunkelt hat, verstärken wir noch mal die Konzentration des Ozons und verwenden es, um diese Zellen in gesundes Gewebe umzuwandeln.

Diese Technologie arbeitet sehr effektiv in der Onkologie.

OZON

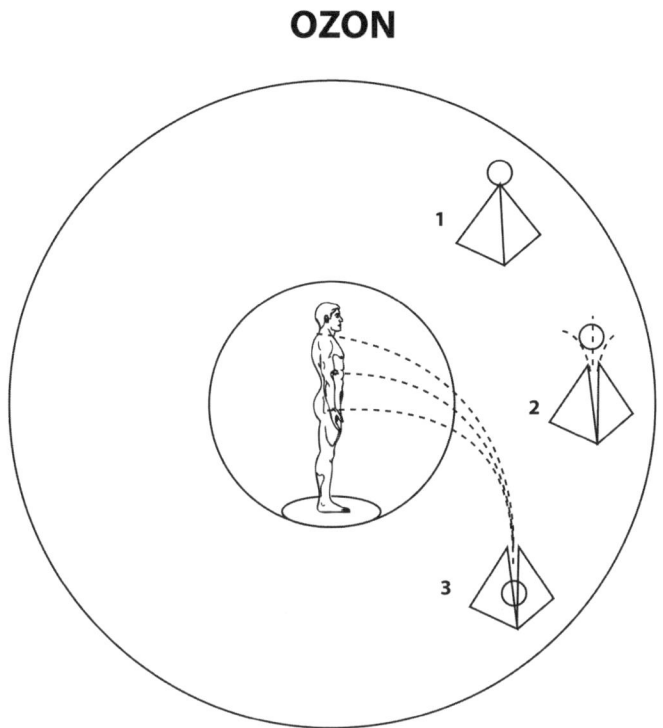

16. Die energetische Reinigung von Räumen

Negative oder verbrauchte Energien sammeln sich immer in den Ecken eines Raumes. Um einen bestimmten Raum energetisch zu reinigen, gehen wir folgendermaßen vor:

Wir stellen uns in jeder Ecke des Raumes eine kleinere Sphäre vor.

Dann visualisieren wir in der Mitte des Raumes eine große Sphäre.

Wir verbinden gedanklich die kleineren Sphären aus den Ecken mit der großen Sphäre in der Mitte.

Anschließend visualisieren wir, dass die negativen Energien des Raumes von den kleinen Sphären in die mittlere Sphäre fließen und von dort in einem Energiestrom nach oben in die Ebene des Schöpfers fließen, wo sie umgewandelt werden.

Wir sprechen aus:

„Ich ziehe die negative Information
aus diesem Raum".

17. Die Wiederherstellung von Zähnen

Die Wiederherstellung eines einzelnen Zahnes oder mehrerer Zähne löst noch nicht notwendigerweise die Probleme eines Menschen. Es bleibt die Hauptfrage, inwiefern die Ursache der Erkrankung berührt wurde. Der Hauptfrage zum tieferen Verständnis, denn der kranke Zahn schützt in einer Reihe von Fällen den Menschen vor einer noch größeren Zerstörung des Organismus.

Wenn man den Zahn ohne das Begreifen der Ursachen der Erkrankung wiederherstellt, so überträgt sich das Problem in ein anderes Organ, und kann viel deutlicher sein, auch wenn es von den Menschen nicht sofort bewusst erkannt wird. Man sollte wissen, dass die Regeneration der Zähne und der Haare eine der kompliziertesten Regenerationen ist. Besonders interessant sind in diesem Zusammenhang für uns die Stammzellen des Organismus.

Zellen, die durch ihre Vermehrung – vereinfacht ausgedrückt - Strukturen für jede Funktion und jedes Organ im Organismus bilden können.

Alle Organe im Organismus sind dabei durch sogenannte innere Beziehungen verbunden, einschließlich der Zähne. Die Medizin (die Psychosomatik) hat bewiesen, dass bestimmte Zähne mit bestimmten Organen in Beziehung stehen. Bei der Störung der inneren Beziehungen und Verbindungen werden auch die äußeren Verbindungen verletzt – und umgekehrt. Ist ein Mensch zum Beispiel aggressiv, leidet darunter vielleicht die Leber und schließlich beginnt der Zahn, der mit ihr verbunden ist, weh zu tun.

Die Technologie zur Wiederherstellung von Zähnen:
Das Ziel der Arbeit ist, die volle Wiederherstellung der Zähne bis zur Norm, durch die Methode der Regeneration. Den Prozess der Regeneration starten wir mit den Stammzellen.

Wir bauen das Hologramm eines gesunden Zahnes mit einem Impuls auf. Dafür treten wir mit dem Bewusstsein in sein Chromosom. Wir beleuchten den Energie-informativen Körper des gesunden Zahnes, das heißt sein Hologramm (Abb. 1).
Die Stammzelle nehmen wir aus dem Knochenmark und übertragen sie in die Zahnwurzel (Abb.2).

Mit dem Bewusstsein geben wir einen Impuls aus der Seele, zum Aufbau des Zellstammes. Dazu wählen wir aus der primären („Quell-") Stammzelle zwei Zellen aus, es sind jetzt 3 Zellen. Danach wählen wir noch 2 Zellen aus, es sind jetzt 5

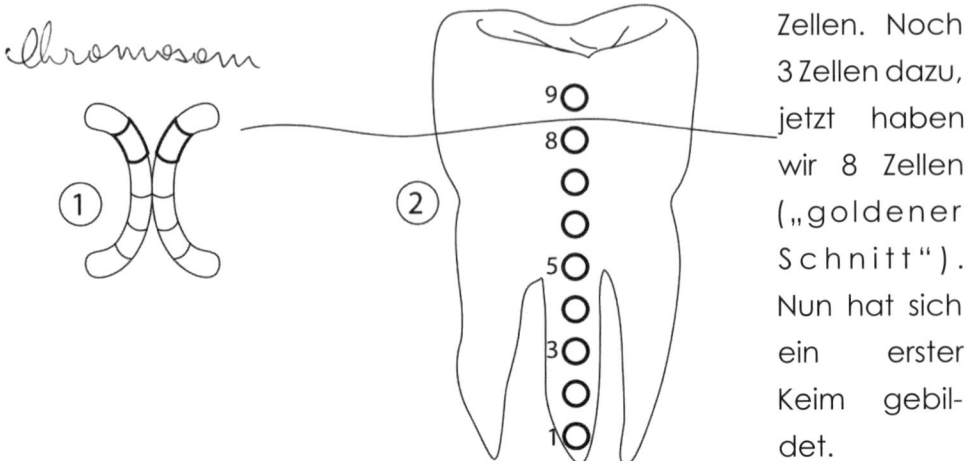

Chromosom

① ②

Zellen. Noch 3 Zellen dazu, jetzt haben wir 8 Zellen („goldener Schnitt"). Nun hat sich ein erster Keim gebildet.

Weiter geben wir den Code „Differenzierung" ein. Das heißt, wir leiten die Umwandlung der im Laufe der individuellen Entwicklung des Organismus ursprünglich identischen, nicht spezialisierten Keimzellen, in spezialisierte Zellen für bestimmte Stoffe und Organe, ein.

Dann geben wir den Impuls aus der primären Stammzelle, zur Entstehung der neunten Zelle. Nach Bildung der neunten Zelle fängt die Teilung der „echten" Stammzellen an, indem sie Zahnstoffe bilden. (Abb. 3)

Um den Aufbau der Zahnstoffe zu beschleunigen stellen wir uns weitere „Quellzellen" oder Zellen mit lebendiger Materie vor, Wir aktivieren sie mit dem Impuls des Bewusstseins.

Über die Schilddrüse stellen wir die Verbindung der wieder hergestellten Zähne mit jenen Organen her, mit denen sie diese Beziehungen ohnehin nach der Norm des Schöpfers hatten.

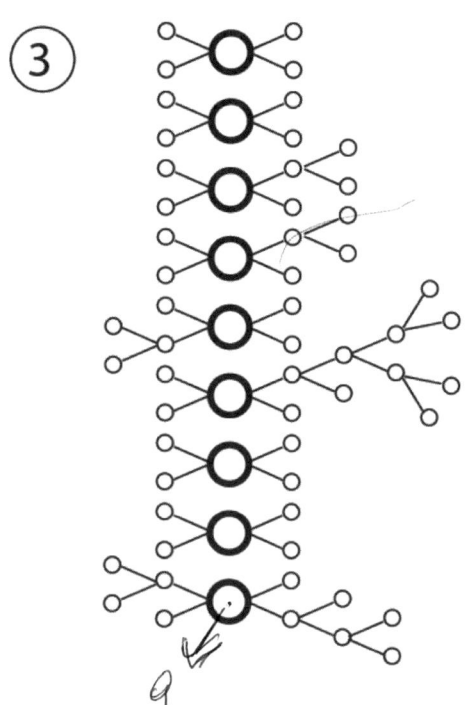

Von der Schilddrüse zu den wieder hergestellten Zähnen bilden sich nun silbrigweiße Fäden. Wir erweitern die ganze Technologie für die erwünschte Regeneration auf alle übrigen Zähne, die Wiederherstellung brauchen.

18. Die Konzentration auf einen Punkt

Alle Materie auf dieser Welt ist aus konzentriertem Licht geschaffen. Dieses Licht sehen Sie, es ist überall - in Allem - und es erlischt niemals. Die Absonderung des Phantoms.

Methodik der Ausführung:

Positionieren Sie einen Punkt (Abbildung) ca. 2 Meter vor sich, sodass Sie den Fokus bequem auf ihn richten können.

Konzentrieren Sie sich auf den Punkt, bis Sie merken, dass um ihn herum eine dynamische Phase des Leuchtens entsteht.

Fokussieren Sie weiter und bemühen sich, Ihr Auge am leuchtenden Punkt zu belassen.

Sie werden sehen, wie neben dem Punkt einige helle Sphären entstehen. Diese werden sich immer schneller und schneller um das leuchtende Zentrum bewegen.

Der Punkt der Information ist in Anregung gekommen und um diesen Punkt sind Energien entstanden, die durch das Bewusstsein des Menschen durchgehend die Eigenschaften der Psychophysik erlangen, sowie die Fähigkeit, die Realität einer anderen Ebene zu schaffen.

In diesem Moment wird der schwarze Punkt vom Papierblatt abgetrennt und auf dem Hintergrund erscheint die Empfindung eines geöffneten Raumes - der Tiefe. Der Punkt schwebt einfach und kann sogar die eigene Lage unter dem Einfluss des Gedankens ändern.

Auf der nächsten Etappe dieser Konzentration ist es besser, die Konzentration auf einen hellen Punkt zu richten (weiß, gelb, golden, silbern usw.).

Die Arbeit mit hellen Punkten hat ihre Besonderheit. Bei der Konzentration erscheint der Effekt des Blinkens. Das Objekt erscheint zuerst, dann verschwindet es wieder. Um das Objekt herum gibt es auch eine helle Krone des Leuchtens. Das heißt, der Bereich neben dem Punkt wird viel heller, als das ganze übrige Blatt. Es leuchtet einfach.

Das bedeutet, dass unter Ihrem Blick das Licht konzentriert, verdichtet und selbst zu einer Sphäre wird. Es geht in das Stadium des Korpuskels (im Gegensatz zur Welle, kleinste Masseteilchen des angehaltenen Lichtes), über.

Dadurch zeigen sich die unsichtbaren Objekte (Atome, Moleküle usw.). Es ist der Mechanismus der Erscheinung der unsichtbaren Welt.

19. Die Wiederherstellung des Verdauungssystems.

Als Situation nehmen wir die Ausgangsinformation der Krankheit. Sie hat zum Beispiel die Form eines Zylinders. Die Grundfläche des Zylinders befindet sich auf einem flachen Blatt und hat zwei Zentimeter Durchmesser, der Zylinder ist ebenfalls zwei Zentimeter hoch.

Die Information der idealen Form des zukünftigen Ereignisses: der Magen-Darmtrakt ist wieder hergestellt, es gibt keinen Krebs, keine Geschwülste/Geschwüre etc., befindet sich in einer Sphäre. Diese Sphäre befindet sich auf der entgegengesetzten Seite zum Zylinder, unter dem Blatt. Auch die Sphäre hat einen Durchmesser von zwei Zentimetern. Das Blatt ist das Zentrum der Symmetrie.

Imaginär ziehen wir die gesamten negativen Informationen der Erkrankung aus dem Verdauungssystem in den Zylinder und verlegen das Blatt, gemeinsam mit dem Zylinder, in einen silbrig-weißen Kubus, außerhalb der 5-Meter-Sphäre

Die 2-cm-Sphäre der Umgestaltung der negativen Informationen in die Positive, nach der Norm des Schöpfers, übertragen wir in das Verdauungs-System (oder in das 3. Chakra) und beleuchten sie. Die Sphäre setzt sich in Bewegung und beginnt, sich im Uhrzeigersinn zu drehen.

Wir stellen Zeit und Datum ein und senden es in die Unendlichkeit.

DIE ARBEIT MIT VERDAUUNGSSYSTEM

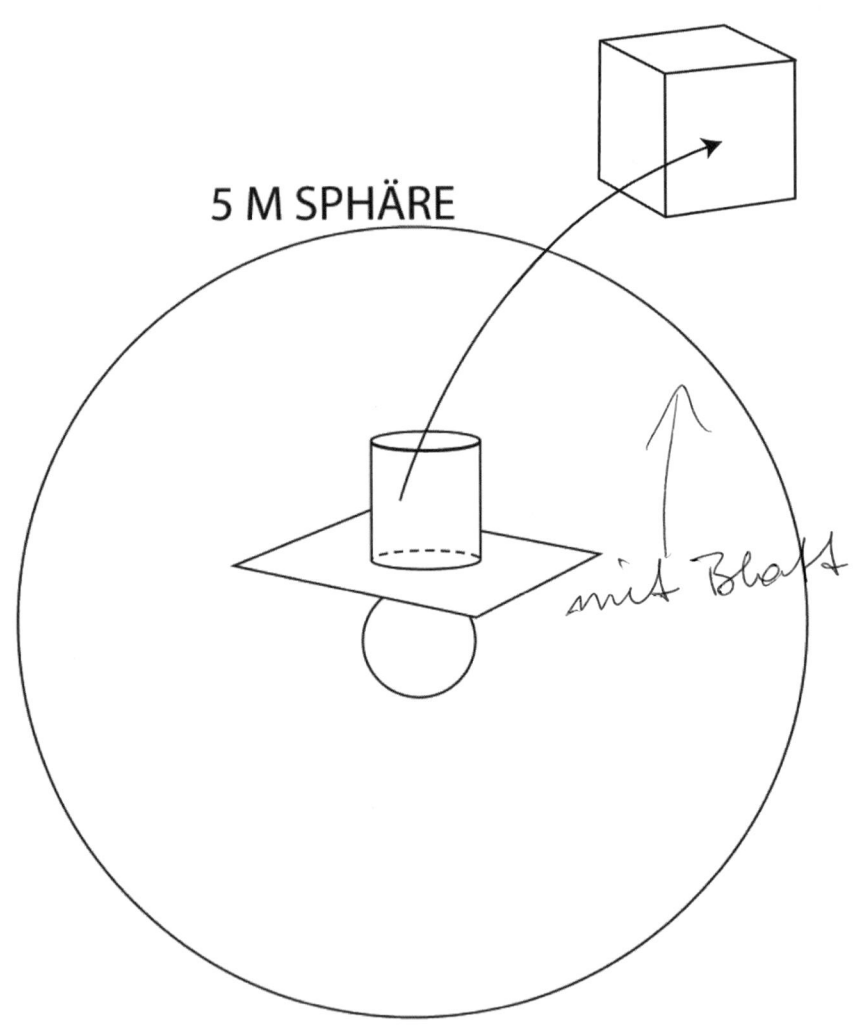

5 M SPHÄRE

mit Blatt

20. „Die Struktur der Reinigung der Seele"
(über eine Vorlesung von Grigori Grabovoi, vom 3. März 2004)

„Man kann erreichen, dass die Seele kristallklar ist. Beim Erscheinen eines solchen Menschen im Epizentrum einer nuklearen Explosion, wird die ganze Explosions-Information so umgewandelt, als ob es keine Explosion gäbe. Das kann eine kristallklare Seele bewirken. Deshalb führen alle Technologien, die wir aussprechen, den Menschen dazu, dass die Seele kristallklar wird. Jene Strukturen, die in der Seele eingesetzt werden, werden aus der inneren Welt in eine äußere übertragen."

Die Technologie zum Aufbauen des ewigen physischen Körpers gibt Grigori Grabovoi in seiner Vorlesung „Über die Liebe Gottes" bekannt.

Nachdem die ganze Struktur der Seele aus der nicht sichtbaren Welt in die sichtbare übertragen wurde, wird der Mensch sofort ewig sein. Die Technologien, die den physischen Körper aufbauen, sind Technologien des Rettens. Wir haben im Körper einen Punkt, der gleichzeitig die Zelle Gottes ist. Es ist die einzige Zelle, die keine Veränderung erträgt und eben die Funktionen des göttlichen Anfanges in sich trägt. Diese Zelle befindet sich unter dem linken Schulterblatt.

Versuchen Sie jetzt, diese Zelle zu empfinden, zu fühlen, zu sehen. Durch diese Zelle fließt der Strom der göttlichen Liebe in den

Menschen, der auch den ganzen physischen Körper aufbaut. Stellen Sie sich vor, wie Sie diesen Strom in sich ziehen. Durch diese Vorstellung ziehen sie den Strom tatsächlich, durch diese Zelle, in sich. Fühlen Sie, wie Sie der Strom der Liebe und der göttlichen Liebe erfüllt.

Der Punkt, von dem aus unsere Liebe in äußerliche Welt fließt, befindet sich unter der Brust. Alles, was sich hinter uns befindet, ist unsere innere Welt, weil die Erscheinung der Seele der Rücken ist.

In der inneren, nicht sichtbaren Welt, verdichten wir zuerst die Liebe und lassen sie dann in die uns umgebende Welt hinaus. Das heißt, wir geben die Liebe all den Menschen und der uns umgebenden Welt, da die Welt uns diese Liebe die ganze Zeit gibt.

Für einen bestimmten Zeitraum werden Sie fühlen, dass die Liebe beginnt, von Ihnen in die ganze umgebende Welt zu fließen. Wenn der Raum der Liebe, den es in Ihnen gibt, ausgefüllt wird, und er wird auch ständig durch die Liebe des Schöpfers aufgefüllt, beginnen Sie, die Liebe den Menschen zu geben und Sie fühlen wie sie es aus Ihnen fließt. Weil dieser glückselige Zustand entsteht, kann man in diesen Momenten sowohl die Antwortliebe des Menschen, als auch die Antwortliebe der Welt fühlen.

Während Sie den Strom sammeln und zu sich ziehen, fühlen sie an dieser Stelle, wie sich eine Fülle bildet. Jene Zelle, die sich auf unserem Rücken befindet, ist, da sie ewig ist, nicht veränderbar. Wenn Sie den Strom der Liebe zu sich ziehen, bemühen Sie sich, den Strom mit den die nahe gelegenen Zellen zu verbinden, die diese Zelle mit gleicher Liebe umgeben, mit der Sie diese Zelle wahrnehmen.

Verbreiten Sie die Liebe, die Sie zu Gott in ihren eigenen Zellen haben. Dies ist die Zelle Gottes. Verbreiten Sie diese Liebe auf alle Zellen, die sich neben dieser Zelle befinden, und wenn Sie zu fühlen beginnen, dass Ihre Liebe diese Zellen erfasst, verbinden Sie die göttliche Zelle mit ihren eigenen Zellen.

Sofort nachdem Sie sie verbunden haben, geben Sie den Impuls auf alle Zellen ihres Körpers weiter und spüren, was sie dabei sehen oder empfinden!

Svetlana Smirnova und Sergey Jelezky

Das SVET-Zentrum der geistigen Technologien"

Ziel und Aufgabe des Zentrums: das Weiterleiten der Lehre von Grigori Grabovoi, über die Rettung und die ewige harmonische Entwicklung aller Menschen.

SVET vermittelt Wissen über die Seele, den Geist und das Bewusstsein.

Auf der Grundlage der Lehre von der „allgemeinen Rettung" werden Technologien zur Wiedervereinigung des Menschen mit dem Schöpfer, über alle Strukturen hinweg, gegeben.

Es werden geistige Technologien zum Verständnis über den Aufbau des ewigen physischen Körpers vermittelt. Jeder Mensch kann so grundsätzlich die gegebenen Technologien erlernen und diese Kenntnisse an andere Menschen weitergeben.

Das Zentrum bietet Weiterbildung und Korrektur der Gesundheit durch dieses Wissen.

SVET unterrichtet, Gesetzmäßigkeiten der uns umgebenden Ereignisse zu sehen und selbständig seine Gesundheit wieder herzustellen. Denn von unserem Gesichtspunkt aus gibt es keine unheilbaren Krankheiten.

Svetlana Smirnova

Die Neurologin und Homöopathin Svetlana Smirnova wurde in Omsk (Sibirien) geboren. Sie absolvierte die staatliche medizinische Fachhochschule und arbeitete anschließend zehn Jahre als Ärztin in der neurologischen Abteilung der staatlichen Klinik in Omsk. Seit 1995 lebt sie in Hamburg und gründete hier mit Sergey Jelezky Das SVET-Zentrum der geistigen Technologien. Ihr Wissen gibt sie in Seminaren und Workshops in Hamburg und Europa an Interessierte Menschen aus allen Schichten der Gesellschaft weiter.

Sergey Jelezky

Ist diplomierter Kunstmaler und Designer, studierte an der Technologischen Fachhochschule in Omsk und arbeitete anschließend im eigenen Atelier in Omsk und später in Hamburg. Zusammen mit Svetlana Smirnova besuchte und lernte er beim „Fond A. N. Petrov", (Heilseher-Schule), „Geovoyager" (Strukturierung des Bewusstseins)*, Das Zentrum der geistigen Technologien „die Hoffnung", N. A. Koroleva und W. A. Korolev *, Das Zentrum der geistigen Technologien „Arigor", I. W. Arepjev * (*Moskau).

76

Notizen